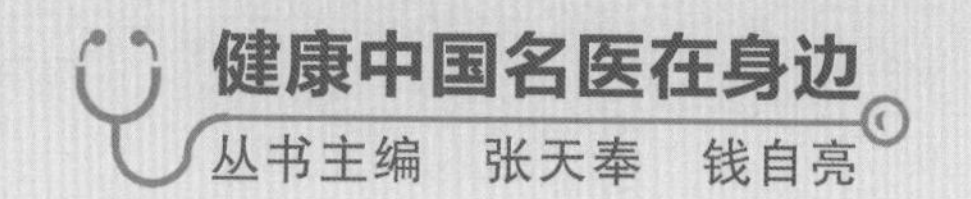

肠痔久安

肛肠疾病一本通

范小华◎主编

SPM 南方出版传媒
广东科技出版社｜全国优秀出版社
·广　州·

图书在版编目（CIP）数据

肠痔久安：肛肠疾病一本通 / 范小华主编. —广州：广东科技出版社，2021.1

（健康中国名医在身边 / 张天奉，钱自亮主编）

ISBN 978-7-5359-7607-9

Ⅰ. ①肠… Ⅱ. ①范… Ⅲ. ①肛门疾病—防治②肠疾病—防治 Ⅳ. ①R574

中国版本图书馆CIP数据核字（2020）第224321号

肠痔久安——肛肠疾病一本通

CHANGZHI JIUAN——GANGCHANGJIBING YIBENTONG

出 版 人：朱文清
责任编辑：曾永琳　汤景清
封面设计：友间文化
插图绘制：谢惠华（艾迪）　许可证
责任校对：杨崚松
责任印制：彭海波
出版发行：广东科技出版社
（广州市环市东路水荫路11号　邮政编码：510075）
销售热线：020-37592148 / 37607413
http://www.gdstp.com.cn
E-mail：gdkjcbszhb@nfcb.com.cn
经　　销：广东新华发行集团股份有限公司
印　　刷：广州市彩源印刷有限公司
（广州市黄埔区百合三路8号　邮政编码：510700）
规　　格：787mm×1 092mm　1/16　印张13.75　字数275千
版　　次：2021年1月第1版
2021年1月第1次印刷
定　　价：49.80元

健康中国名医在身边

丛书编委会

主　编　张天奉　钱自亮

副主编　冯　军　韩　霞　张恩欣　周　晓
钟印芹　李燕如

编　委（按姓氏笔画排序）

王利军　毛东伟　左国杰　朴春丽
杨俊兴　吴云天　吴文江　吴学敏
张智伟　夏仕俊　徐卫方　唐新征
崔韶阳

本书编委会

主　编　范小华

副主编　吴文江　夏仕俊　罗丽丹

编　委（按姓氏笔画排序）

于林冲　朱瑾娴　刘春贵　林　洁

倪吉凯　徐志刚　蒋　韬　韩远峰

鲁开元　谢　天

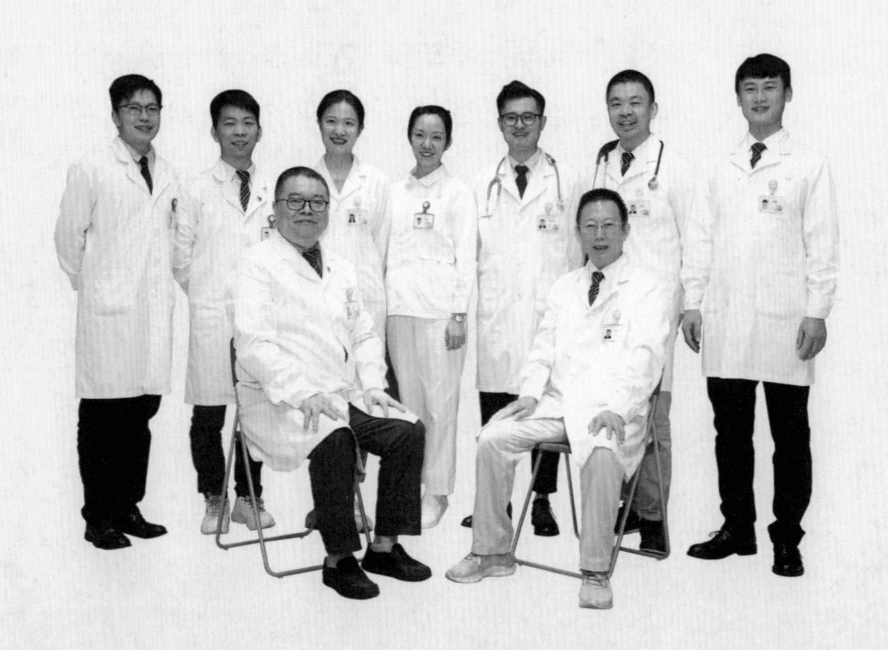

全序

近年来，如何预防“亚健康”状态成为社会上的热门话题。随着生活水平的提高，人民对自身健康的要求也有了进一步的提高，对健康的关注焦点从“能治病、治好病”逐渐转变为“不生病、少生病”。预防疾病的发生，成为绝大部分人的新需求、新期待。

党和国家高度重视人民健康。早在2016年，中共中央、国务院就印发了《“健康中国2030”规划纲要》，并发出通知，要求各地区各部门结合实际认真贯彻落实。该纲要提出“充分发挥中医药独特优势”，要求提高中医药服务能力，发展中医养生保健治未病服务，推进中医药继承创新。2019年，国家卫生健康委员会也制定了一份详尽的发展战略《健康中国行动（2019—2030年）》，战略中提到要树立“大卫生、大健康”理念，并坚持预防为主、防治结合的原则，以基层为重点，以改革创新为动力，中西医并重。

在这一时代背景下，本套丛书应运而生，旨在引导群众建立正确的健康观，形成有利于健康的生活方式、生态环境和社会环境，促进以治病为中心向以健康为中心转变，响应国家“健康中国”战略号召，推动我国中医药事业的发展，推动医疗卫生工作重心下移、医疗卫生资源下沉，普及医学知识，提高大众对医学常识的掌握程度。

在为大众带来健康的同时，本套丛书也为发扬中医精神，强调中医“治未病”理念尽了一份力。丛书普及了中医药知识，并有大量易于掌握的中医保健方法。读者可以自学、自用，在家进行保健，将中医药优势与健康管理结合，从而实现中医药健康养生文化的广泛传播和运用。同时，本套丛书由各科中医药带头人物担任主编，实现了对当代名中医经验的传承与弘扬，书中内容结合现代人的生活特点，既有传承又有创新，打造了适合当代人保健养生的新方法，是对中医药文化的创新性发展。

本套丛书以生活保健为主要内容，从常见病和生活保健知识入手，向大众提供可行的健康指导和常识科普。本套丛书从知识性来说，是专业、翔实的，从风格来说，又是轻松、活泼的。本套丛书选取了大众较为熟悉的健康议题，有颈肩腰腿痛、骨科疾病、肛肠疾病这几大类生活中常见的健康问题，也有糖尿病这种在中国发病率较高、受到广泛关注的慢性病，此外，还特别关注了女性的健康问题，选取了乳房知识和孕产知识等议题来进行科学普及。每一册书都有自己的特点，例如《手到痛除——颈肩腰腿痛一本通》一书着重讲解了针对颈肩腰腿痛的按摩、训练方法，《防“糖”大计——糖尿病一本通》则详细介绍了糖尿病从发病机制到应用药物的知识。对于普通读者来说，这是一套十分适合在平时翻阅、查询的手边保健书，而对于中医人来说，这也是一套真正能够走入群众中去，“接地气”的中医普及书。

中国科学院院士 仝小林

2020年12月5日

沈序

中共中央、国务院高度重视人民卫生健康事业，习近平总书记早已指出“没有全民健康，就没有全面小康”，又作了具体阐明：“健康是促进人的全面发展的必然要求，是经济社会发展的基础条件，是民族昌盛和国家富强的重要标志，也是广大人民群众的共同追求。”

2016年，中共中央、国务院发布了《“健康中国2030”规划纲要》，确立了“以人民健康为中心”的大健康观。大健康概念的提出，与中医的“治未病”思想有许多契合之处。规划纲要中提到要发挥中医“治未病”的优势，指明要发挥中医药在慢性病防治中的作用。

国家中医药管理局启动了“治未病”健康工程，并制定出台了《中医医院“治未病”科建设与管理指南（试行）》，这不仅为“治未病”学科建设增加了更多使用内涵，更为提升全面健康素质做出了重大决策。

我们的祖先早在几千年前就已提出“治未病”的学术观点，并传承至今。《素问·四气调神大论》曰：“是故圣人不治已病治未病，不治已乱治未乱，此之谓也。夫病已成而后药之，乱已成而后治之，譬犹渴而穿井、斗而铸锥，不亦晚乎！”国家提出的“健康中国”概念与中医“治未病”的思想不谋而合。对于疾病的防治，关键在一个“早”字，疾病要早预防、早治疗，才能把疾病对人体的损害控制在最小程度。对于国家来说，提高人民的健康水平，就需要将疾病防控的重点落在基层，让“医疗资源下沉”，而对广大人民群众来说，掌握健康与疾病的基本知识是预防疾病的关键和基础。

上工治未病，“健康中国名医在身边”这个系列，即是为了这一目的而出版的一套丛书。此丛书从广大群众感兴趣的防治议题入手，把复杂的、难以理解的专业术语，改变成通俗易懂的语言，起到了较全面地普及常见疾病防治知识的作用。丛书内容生动丰富，简易实用，较全面地涵盖了中医药防治疾病的基础知识，弘扬了中医学防治疾病的精神内涵。此套丛书实用价值高，诚属难能可贵之作，它普及了大健康概念，对广大人民群众指导预防疾病、正确促进患者早日康复尤其大有益处，故乐而为序。

国医大师 沈宝藩

2020年12月6日

前言

中医药是中华文明的瑰宝，护佑中华民族繁衍生息，让中华儿女屹立于世界民族之林。饱经岁月磨砺与历史沉淀的中医药学，包含着中华民族几千年的健康养生理念及其实践经验，凝聚着中华民族的博大智慧。在应对卫生挑战、推进卫生合作、推动完善公共卫生治理方面，中医药潜力无限，日益发挥着独特而重要的作用。

与此同时，在世界范围内，中医药正在得到越来越多的认可。2019年5月，第七十二届世界卫生大会审议通过了《国际疾病分类第十一次修订本》，首次将起源于中医药的传统医学纳入其中。民族的才是世界的，中医药将为全球健康管理贡献中国智慧、中国方案。

2016年10月，中共中央、国务院印发了《“健康中国2030”规划纲要》，该文件以提高人民健康水平为核心，从健康生活、健康膳食、健康体质、健康服务、健康保障、健康环境、健康产业、卫生体制八大方面全面解读了健康热点问题，普及了健康中国的基本知识，揭示了健康中国的战略意义，描绘了健康中国的美好远景，推动了健康中国战略的有效落地。

为了响应健康中国建设，我们通过编辑出版“健康中国名医在身边”丛书，以专家的视角和权威的声音，普及中医药的相关基本知识，提高大众对医学常识的掌握程度，特别是为常见病、慢性病患者提供防治指导，以提高他们的生活质量，同时解读社会关注、百姓关切的健康热点问题，倡导自主自律的健康生活方式。

“健康中国名医在身边”丛书将分辑出版，旨在使读者读有所得、读有所获。健康是促进人们全面发展的必然要求，是经济社会发展的基础条件。实现国民健康长寿，是国家富强、民族振兴的重要标志，也是全国各族人民的共同愿望。希望本丛书能为推进健康中国建设，提高人民的健康水平贡献自己的一份力量。

目录

Contents

痔，被误解的伙伴

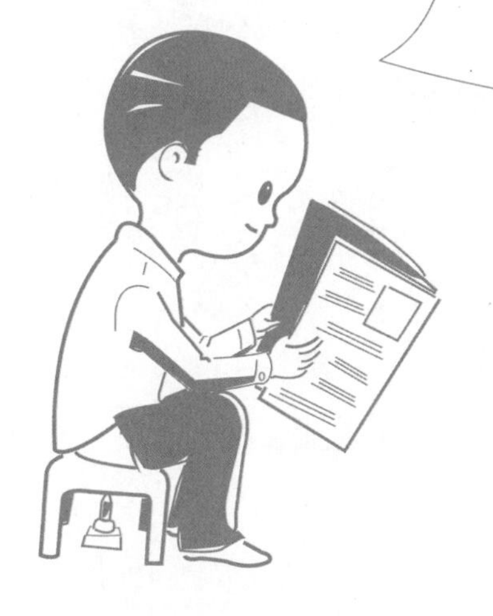

排便那些事儿

“难舍难分”的便秘

肛门里的“花样百出”

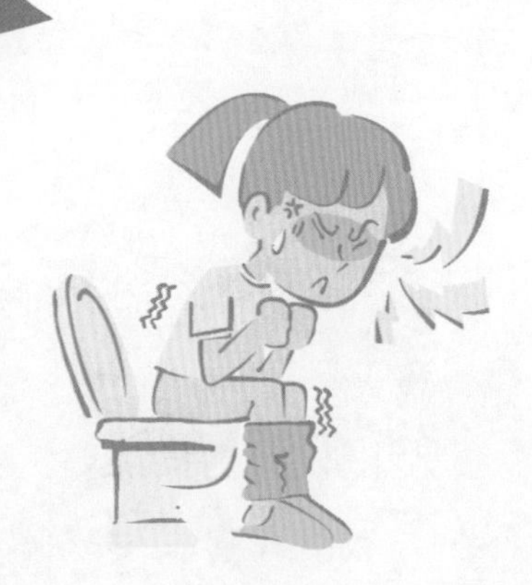

看清“隐形恶魔”，让它无处遁形

了解这些，肠道更健康

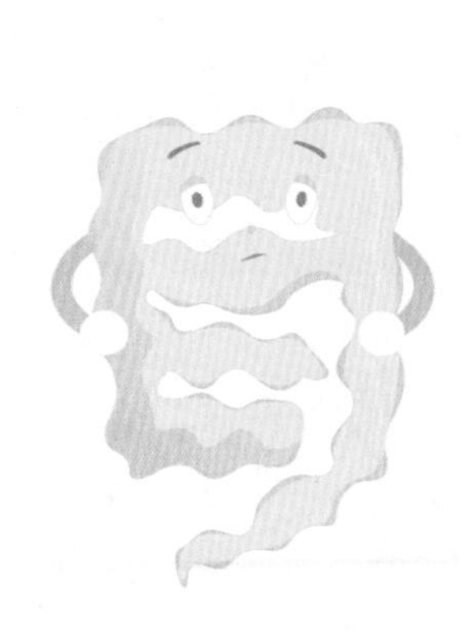

这些年大家有过的疑问

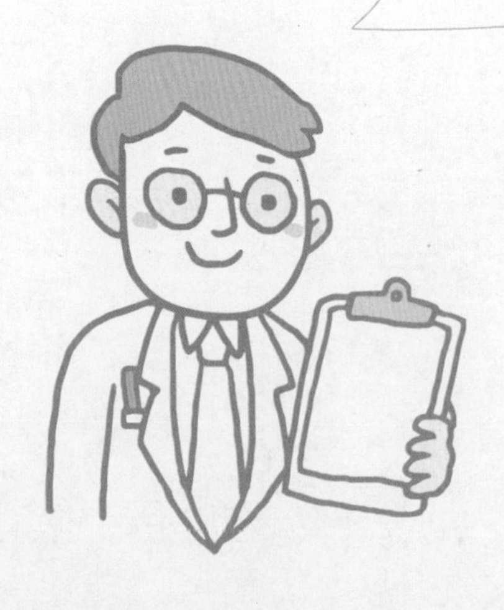

痔，被误解的伙伴

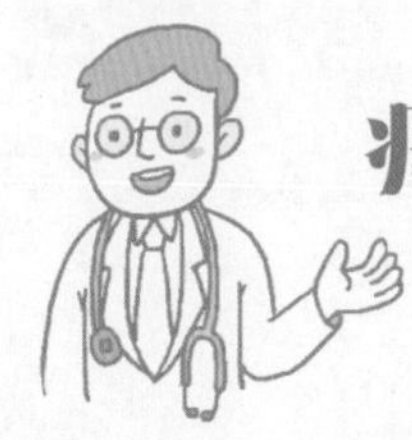

痔疮并非身外物

“别人笑我太碍事，我笑他人多误解。”

——痔疮的自白诗

让我们先来看一个小故事吧。故事发生在一个衙门里……

冤枉啊！
衙门
何人在门外击鼓喊冤？速速带上堂来！

明镜高悬
你哪里被冤枉了？本大人替你做主！
大人，小女子名叫“痔”，是住在肛门里的守法公民。但是总有人说我是害人精，还要把我赶走！

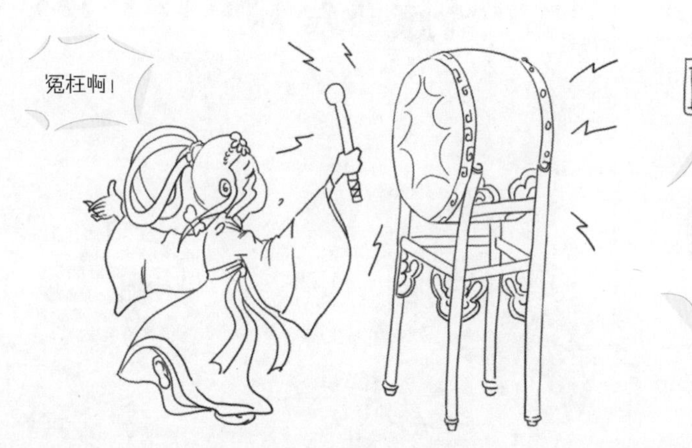

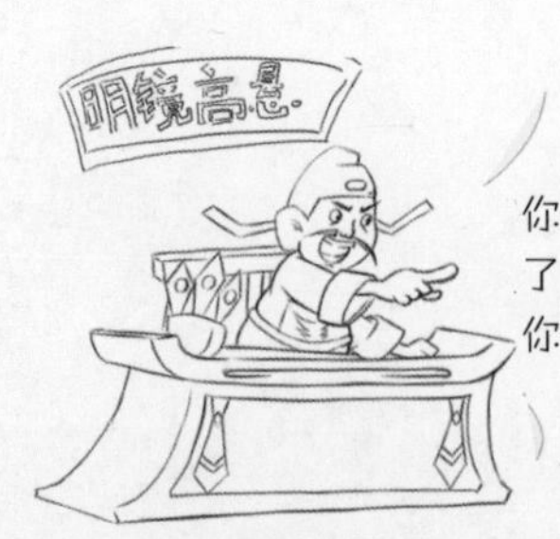

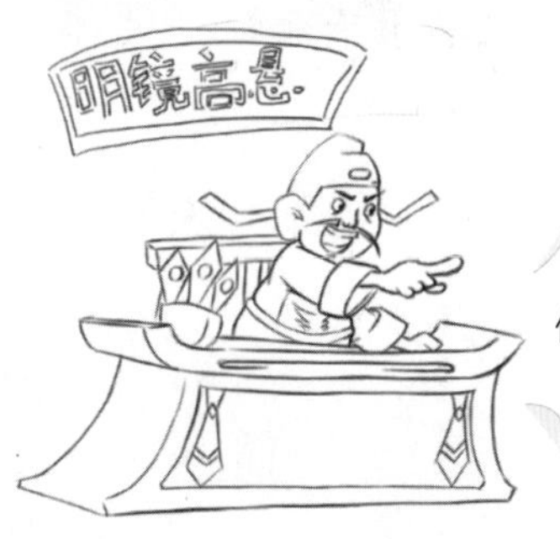

你继续说！

4

现在生活里流传着“十男九痔”“十女十痔”的说法，他们说我是害人精。但是，这就真的冤枉我了，我可是肛门的正常血管结构，也就是说每个人都有痔。

5

难受，想哭

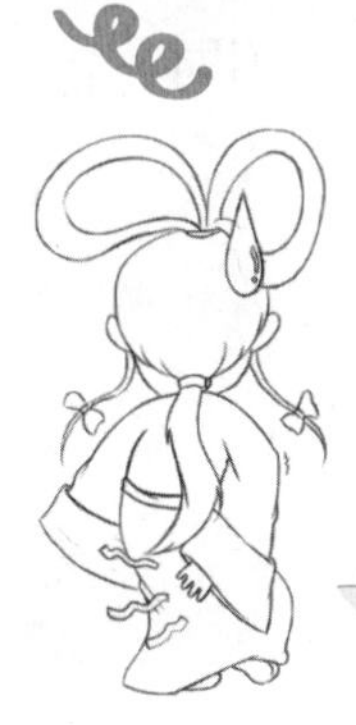

小女子平日安分守己，还帮助肛门排便和肛门关闭，大家常常说到的痔疮，那是得病的我。各种因素刺激了我，就会让大家出现出血、肛门瘙痒、脱垂及疼痛的症状。

6

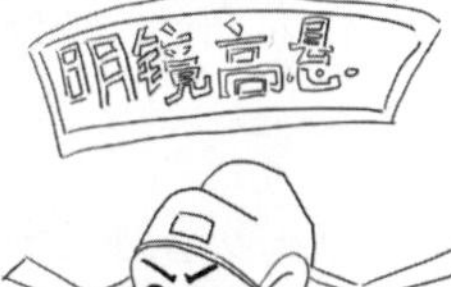

哪些原因容易刺激你？让你产生这些问题呢？

7

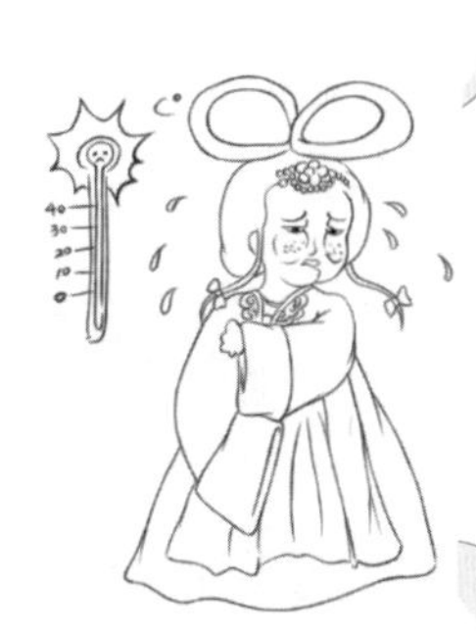

小人生性娇贵，年龄增长、腹泻、妊娠、盆腔肿瘤、久坐、用力和慢性便秘都是我最怕的，在这些刺激下，我就容易生病，那时候我就会变大、皮肤变差、容易出血，所以才会让大家不舒服。

8

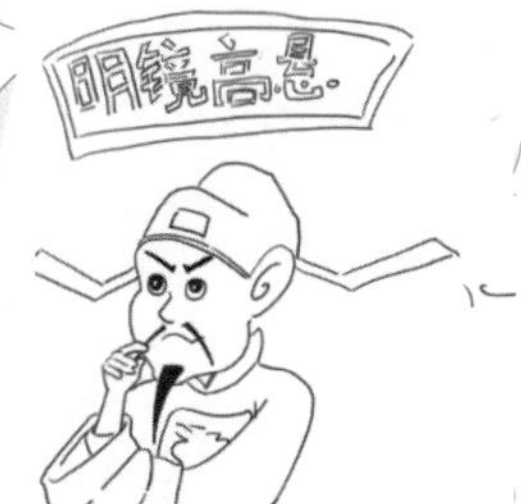

听你这么一说，这事还真的冤枉你了。

9

痔小姐最后说道："大人，我希望大家不要对我有恐慌，只要不刺激我，我还是会躲在深闺不随便出现的。"

看了痔小姐的故事，想必大家对于"痔"已经有了基本概念。没错，正常的痔人人都有，而有问题的痔疮不常有。

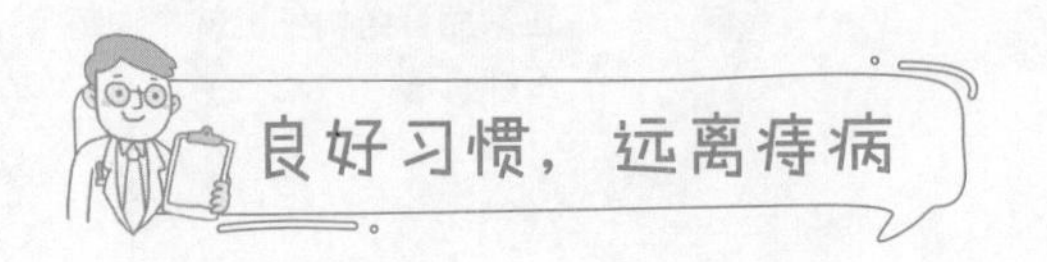

良好习惯，远离痔病

说到这里，还要同大家普及一个概念，就是我们平常所说的"痔疮"是指的痔病，它是一个统称，是"生病了的痔"。目前我们将痔疮分为内痔、外痔和混合痔，不同类型的痔疮有着不同的特点。

我们根据痔疮组织和齿状线的关系来区别内外痔，高于齿状线的称为内痔，反之称为外痔，混合痔则是内痔和相应部位的外痔相连。

来，看一张图我们就能读懂。

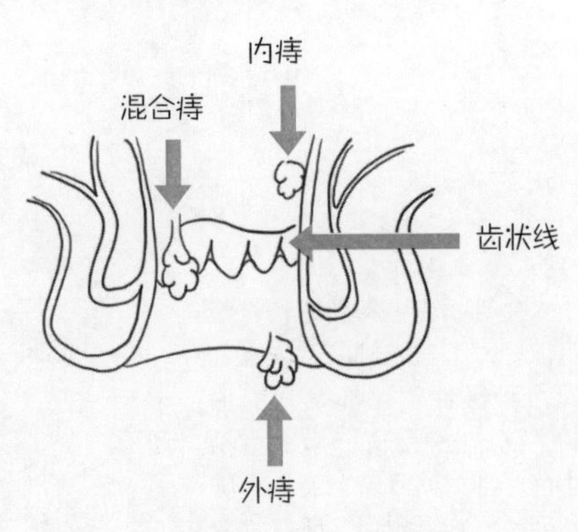

内痔

内痔的主要表现是出血和脱出，根据它病情的轻重，可分为4度（见表1）。

表1　内痔的分度

分　度	表　　现
Ⅰ度	排便时带血、滴血，便后出血可自行停止；无痔脱出
Ⅱ度	常有便血；排便时有痔脱出，便后可自行回纳
Ⅲ度	可有便血；排便或久站及咳嗽、劳累、负重时有痔脱出，需用手回纳
Ⅳ度	可有便血；痔持续脱出或回纳后易脱出

外痔

外痔的主要表现是肛门外面可摸到软组织团块，有肛门不适、潮湿瘙痒或异物感，如果发生血栓及炎症可有疼痛。

混合痔

混合痔的主要表现就是兼具内痔和外痔的症状。

看到这里，大家就明白了吧，关于“十人九痔”的说法是一个伪命题，也没有“痔在必得”的说法，只要我们认识到故事里痔小姐怕的是什么，针对性地避开，养成良好的生活习惯和排便习惯，就能做到让痔“安分守己”。

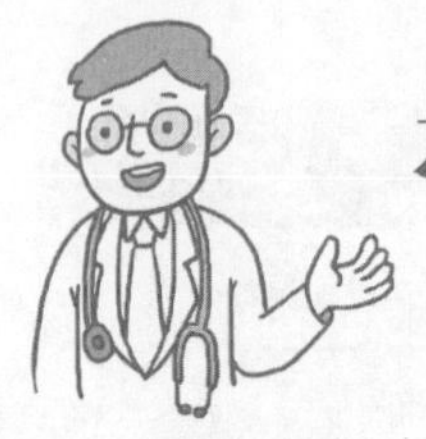

不做有“痔”青年

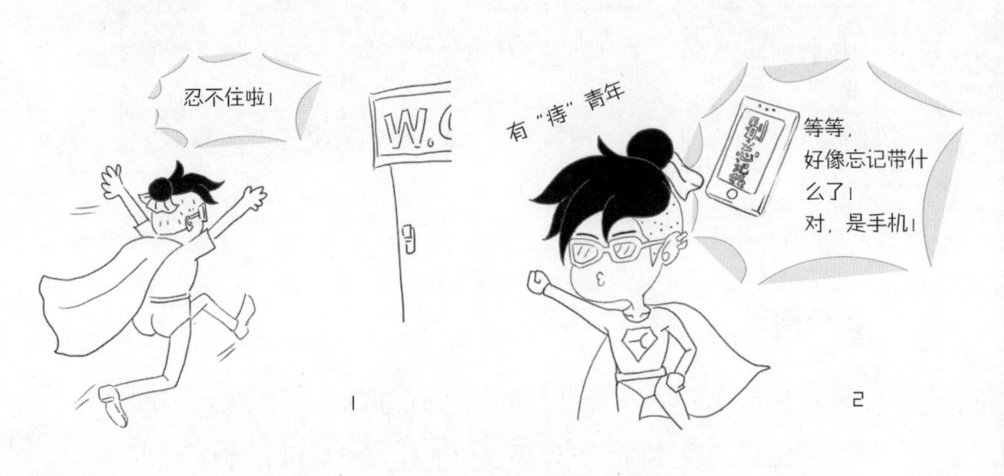

不拿个手机去厕所是不完整的！
没有手机，怎么可能拉得出来呢？

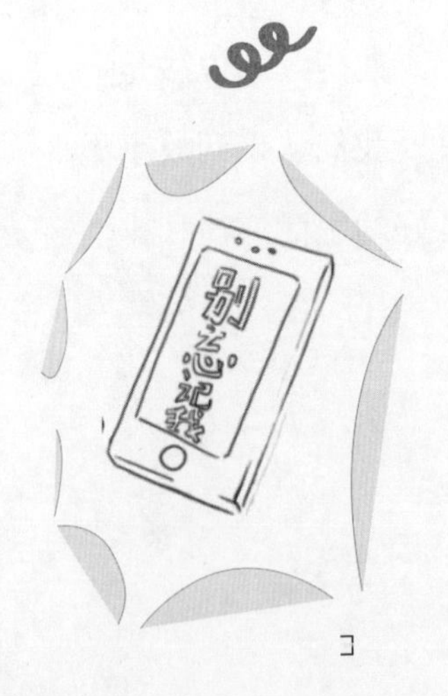

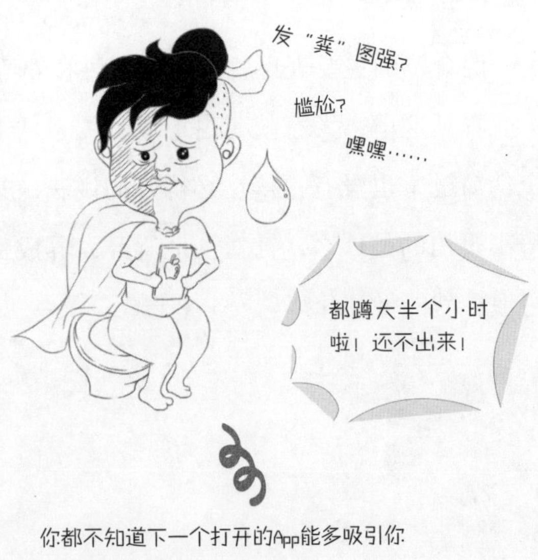

你都不知道下一个打开的App能多吸引你
玩玩游戏、看看视频、听听歌
……

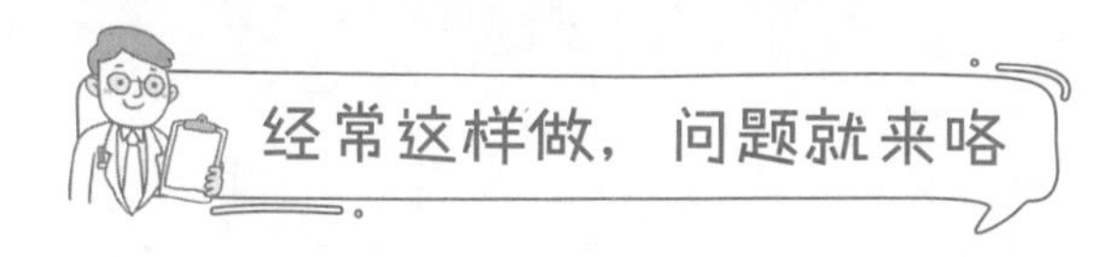

看到现在越来越多人有上图那样的不好习惯，我们医生就按捺不住要说几句了：每上厕所必玩手机、不到半小时不出来的你，想必是对以“痔瘘裂”为代表的肛门病带来的痛一无所知。

看到这里估计有人会问了，这上厕所玩手机跟肛门犯病有什么关系？

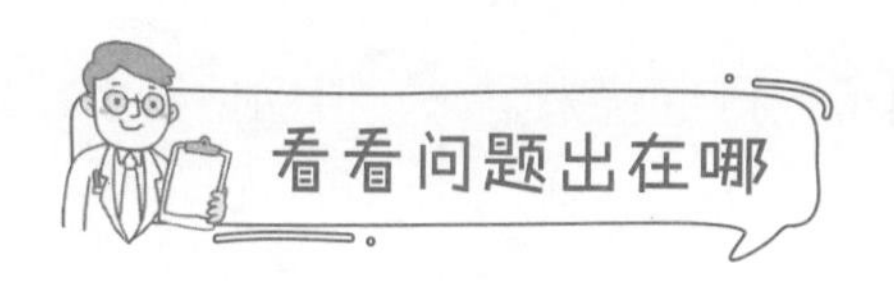

前段时间，肛肠科门诊来了个年轻的患者，来的时候已经不能正常走路，他以一种比较痛苦的姿势在父母的搀扶下一步一步挪到诊室，对，就是挪过来。

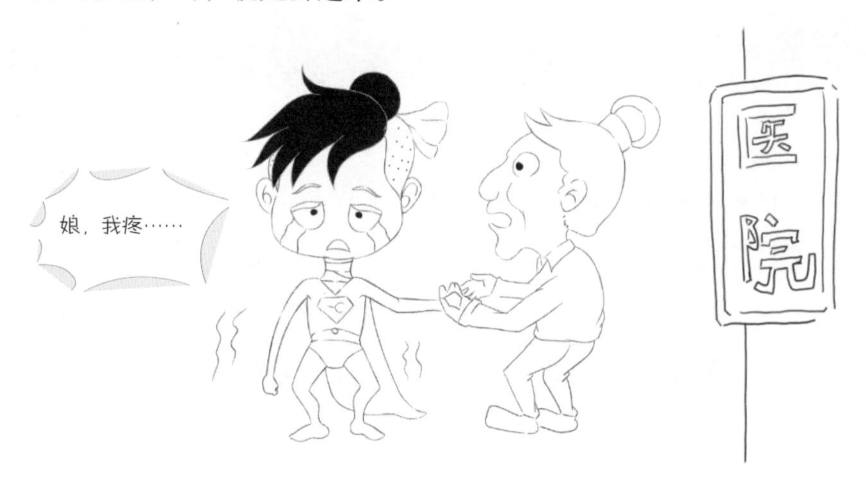

进了诊室，小伙的母亲就着急地说他屁股那里掉出来一大块东西，回不去，都半天了，实在是把他折腾得痛苦。医生询问了

他基本情况后就给他做检查。

这一看就发现了问题，医生发现他的肛门处有一个如同婴幼儿拳头大小的痔疮脱出，水肿十分明显，表面有些糜烂，颜色已经成暗红色了。这时医生告诉他父母这是嵌顿痔，通俗理解就是痔疮掉出来后回不去卡在肛门处，血液循环差，所以颜色都成暗红色了，而且痔疮水肿很明显，需要住院处理，如果再不处理的话，卡在肛门的那些痔疮组织就可能要坏死了。

看到这，大家估计会很好奇，为什么年轻的他就有这么严重的痔病。老百姓总会说“年龄到了，痔疮就来了”，但到他身上似乎来得有些早。

那导致他发病的诱因是什么呢？答案就是上厕所时玩手机。

医生在询问的时候发现小伙子有个特殊的爱好，就是上厕所的时候一定要把手机带进去，上厕所的时间就这样大大延长。

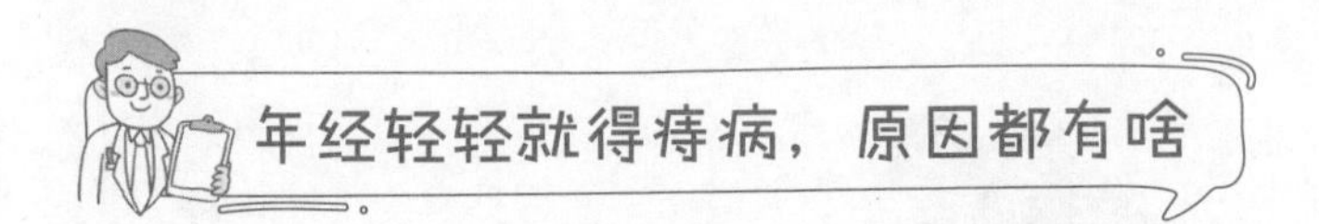

这玩手机事小，排便的时间延长可就事大了。一直在那蹲坐着，正常几分钟的事情硬是变成一节课，还要不限期地“拖堂”，这就让肛门压力山大了。肛门周围压力明显增加、血液循环差，痔病自然而然地就来了，年纪轻轻的就成了有“痔”青年。

除了这个原因，还有什么原因容易让年轻人得痔病呢？

我们知道，痔病的发病高峰年龄位于45～65岁，此后患病率逐渐下降，20岁之前出现症状较为少见。但现在越来越多的年轻人成了痔病的“潜在客户”，除了上面提到的原因，还有就是喜欢忍便、坐的时间长、上厕所时间长、喝水少、喜欢辛辣刺激食物、生物钟颠倒、排便习惯混乱、生活节奏快、工作压力大等因素，都让痔病加速到来。

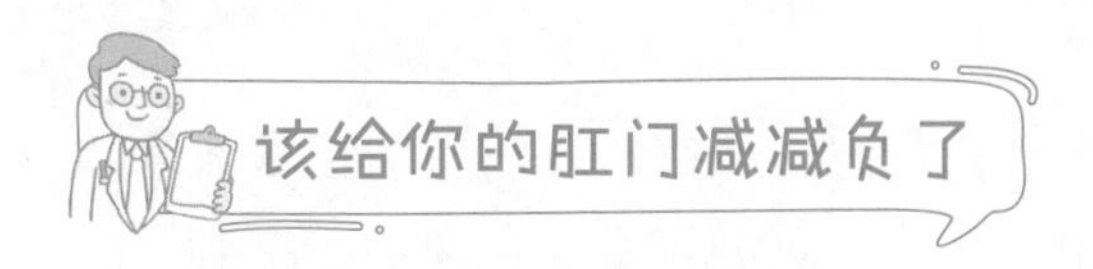

所以，大家可不要成为这样的有“痔”青年，年轻不是革命的本钱，身体才是革命的本钱。年轻时不能“作”自己的身体，健康才是最重要的。

看到这里，赶紧把手机放下吧，把时间还给上厕所，同时还要避免上面说到的那些因素在生活里出现，就能给你的肛门减负了。

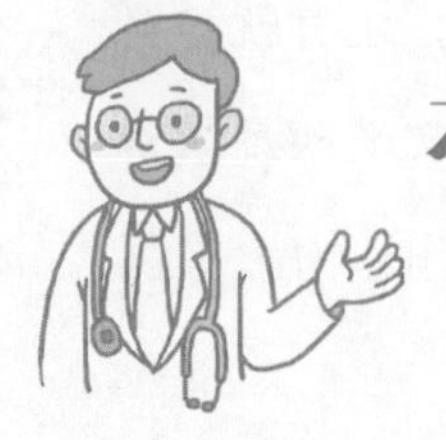

不同痔，不同治

看了前面痔小姐的故事，我们知道痔是肛门里的正常血管结构，就是每一个人都有痔。但是，没有症状的痔你都看不到它的存在，因此就不存在治疗一说。

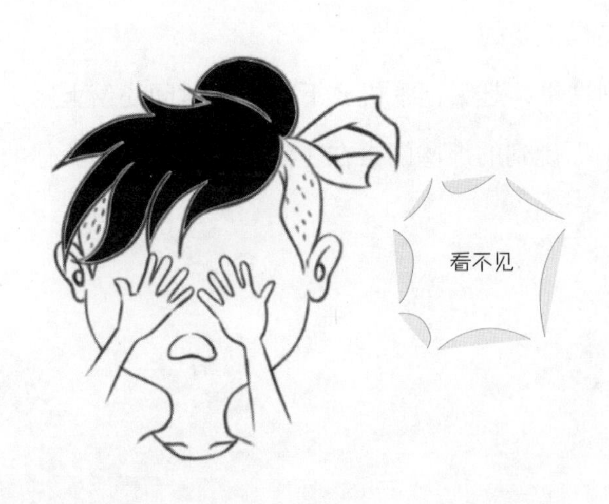

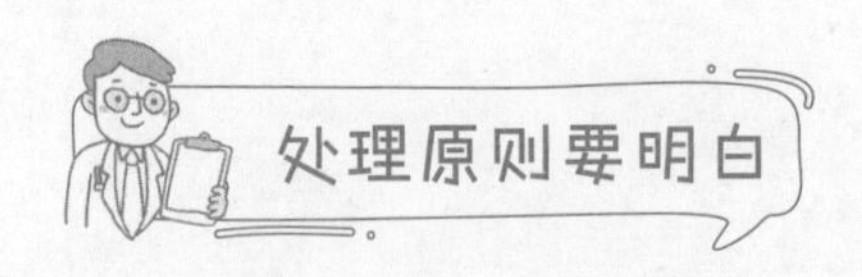

处理原则要明白

如果有人告诉你那些“没犯事儿”的痔也要处理，还美其名曰这是“防痔于未然”，说这样就可以在未来的日子里不被痔疮打扰了……一定要保持清醒的头脑，不要被忽悠了。

千万别被忽悠了！

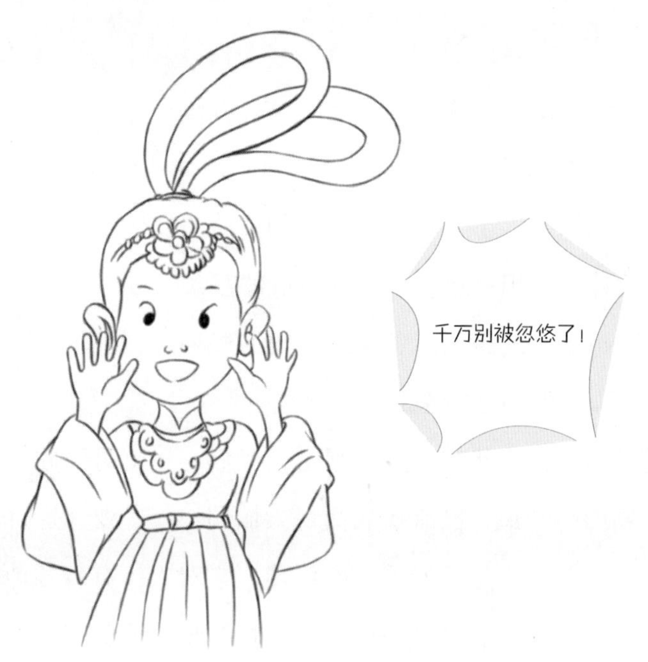

为什么说是忽悠呢，这是因为痔病的治疗原则就是没有症状的痔无须治疗，我们要重视和要治疗的是有症状的痔疮。

没症状的痔
无须治疗！
名医忠告

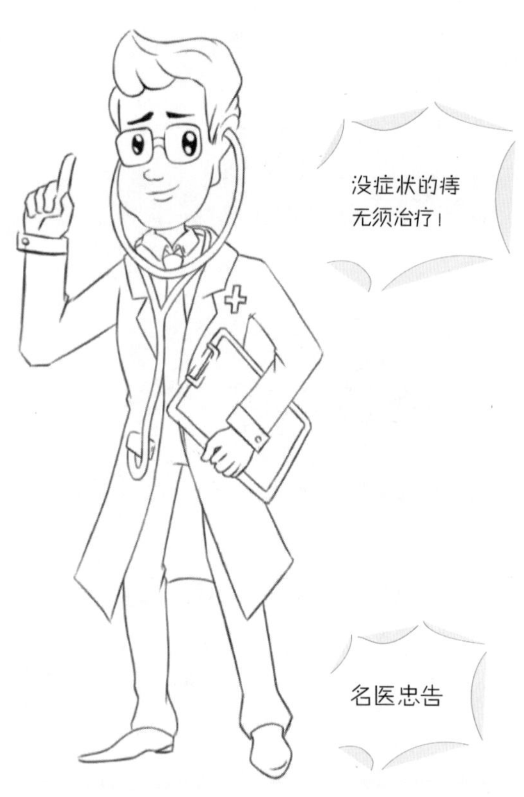

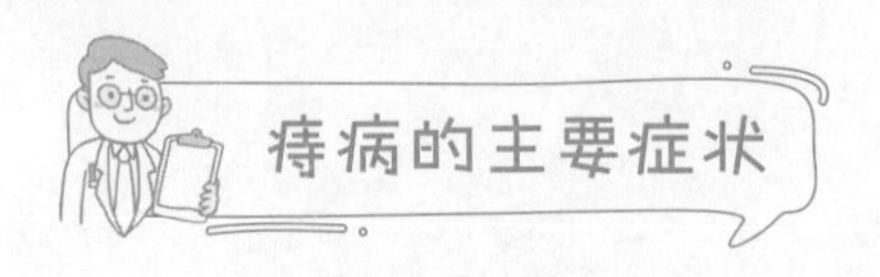

现在我们来回顾一下，常说到痔病的症状主要包括哪些。记不起来的小伙伴可以想一想生病的痔小姐是怎么样的？

“生病的痔小姐变得又丑、又胖、皮肤脆弱还特别敏感，经常会表现为出血、肛门瘙痒、脱垂及疼痛。”

当知道了痔病的症状和治疗原则时，我们心里就可以放心一些了，更不要因为知道自己有痔病而每天惴惴不安。要知道痔可不是什么“坏人”，它是我们重要的伙伴，它对人体有着各种好处，可以帮助你排便、帮助你把肛门关的更严密，等等。

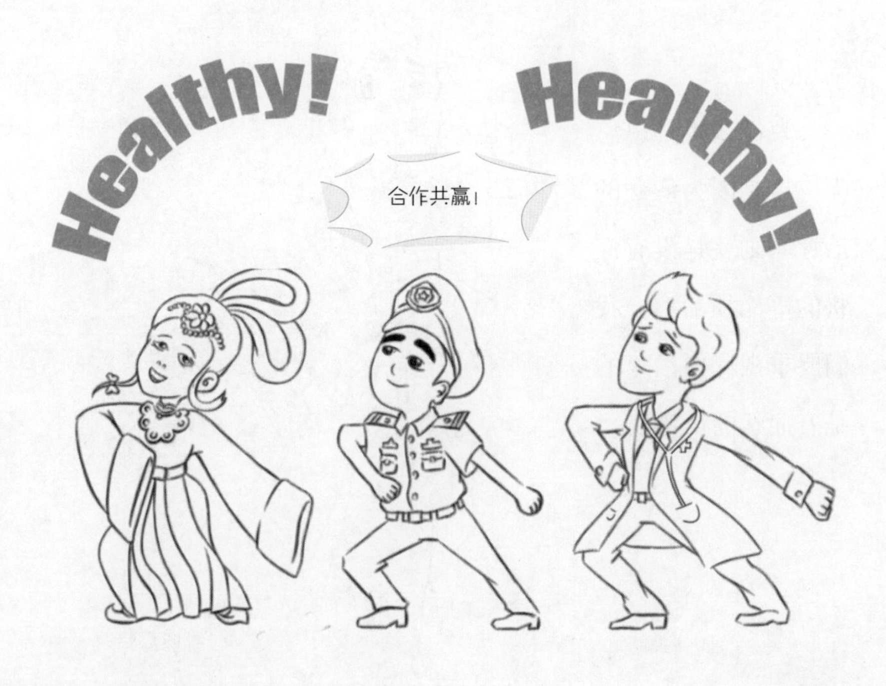

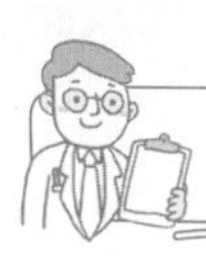

到底应该怎么处理痔疮呢

如果我们出现了因为痔疮带来的症状时，就要重视痔疮了，不能不管不顾，因为痔疮会严重影响你的学习、工作和生活，漠视它只会让病情慢慢加重。不论是自己去简单处理还是到医院找医生帮助，目的都是为了消除和减轻痔病的症状，还给自己一个轻松健康的生活。

那我们该如何去处理有症状的痔疮呢？关于这个问题，总有很多患者会问：

"医生，我得痔疮了就一定要手术吗？"

"医生，痔疮能不能保守治疗？"

"医生，我能不能通过改善生活习惯缓解病情？"

其实，每个人的痔疮情况不一样，处理的方法也不一样，有些人不做手术是解决不了痔疮问题的，有些人做了手术也是白挨一刀，有些人只要把生活习惯调理好就可以，把这些总结成一句话就是"不同人，不同痔，不同治"。

怎么做到"不同痔，不同治"？

具体的方法有以下几点。

一般治疗

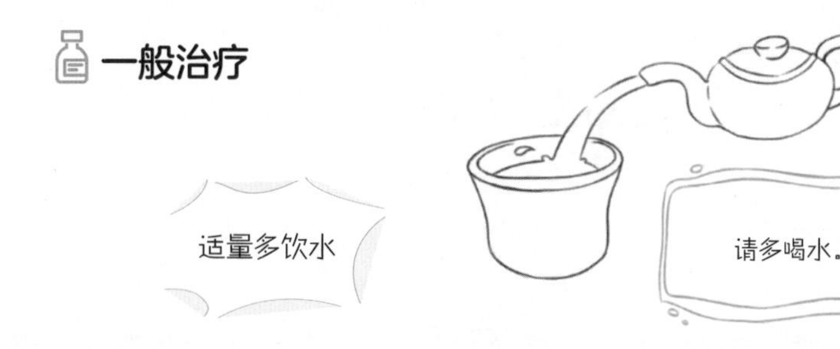

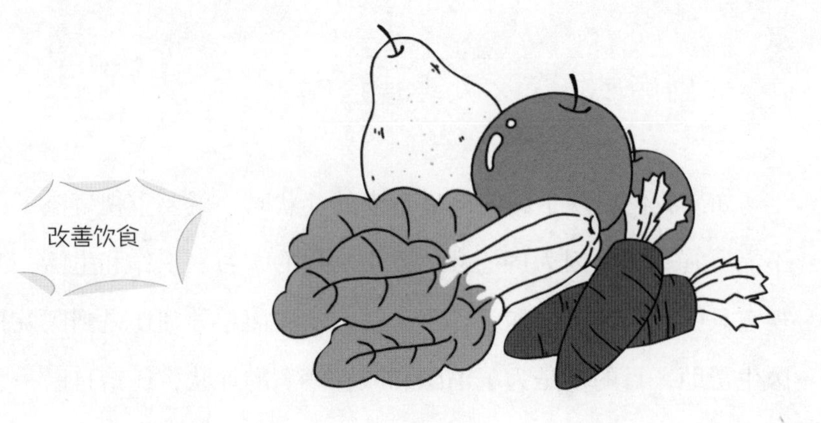

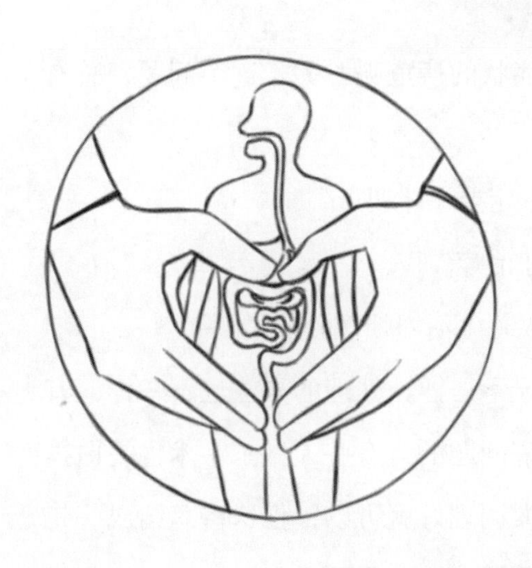

保持大便通畅

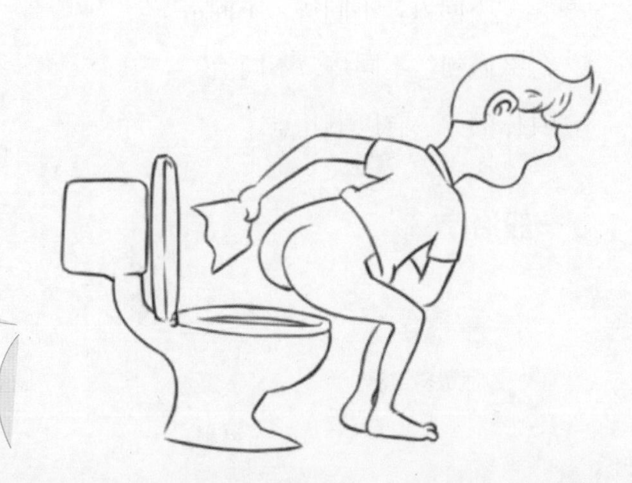

注意肛门周围清洁

药物治疗

Ⅰ度和Ⅱ度内痔首选药物治疗。主要包括局部药物治疗和全身药物治疗。

局部药物治疗主要包括栓剂和洗剂。

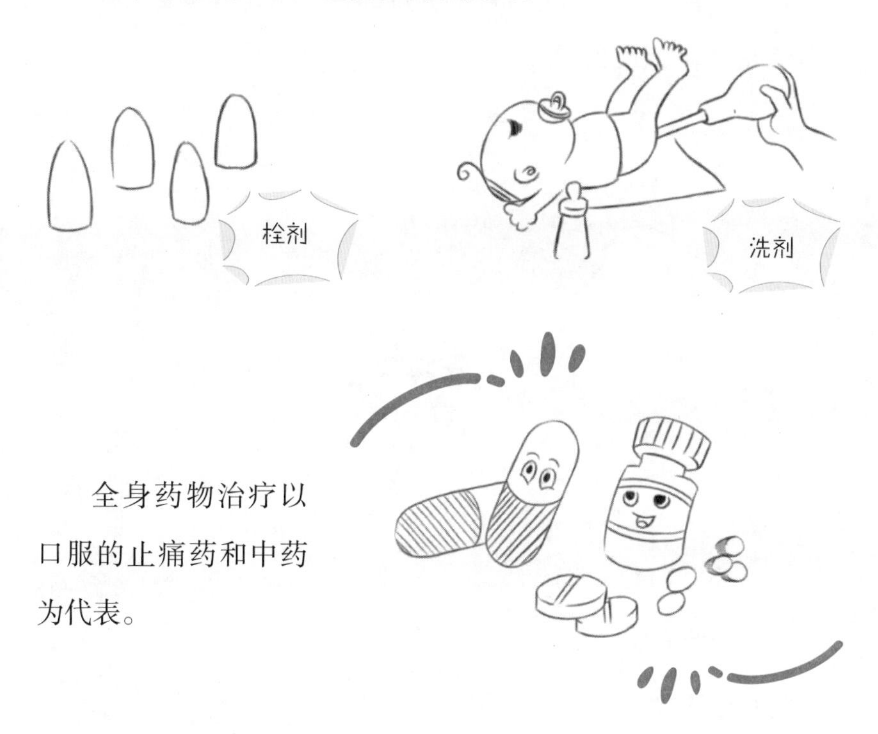

全身药物治疗以口服的止痛药和中药为代表。

硬化剂注射治疗

硬化剂注射治疗适用于Ⅰ度和Ⅱ度内痔。

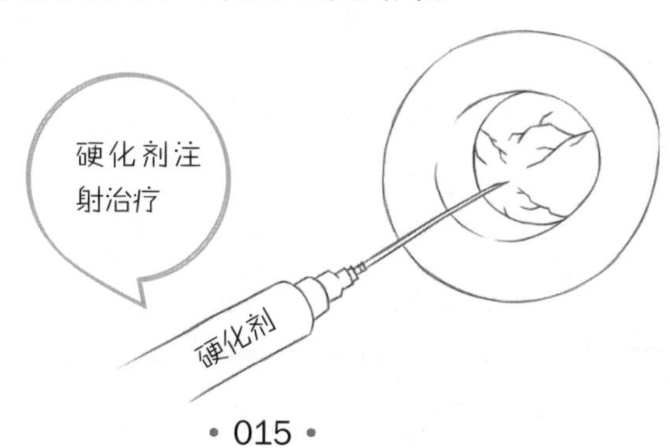

器械治疗

① 胶圈套扎疗法

适用于各度内痔和混合痔的内痔部分，尤其是Ⅱ度、Ⅲ度内痔伴有出血和/或脱出者。

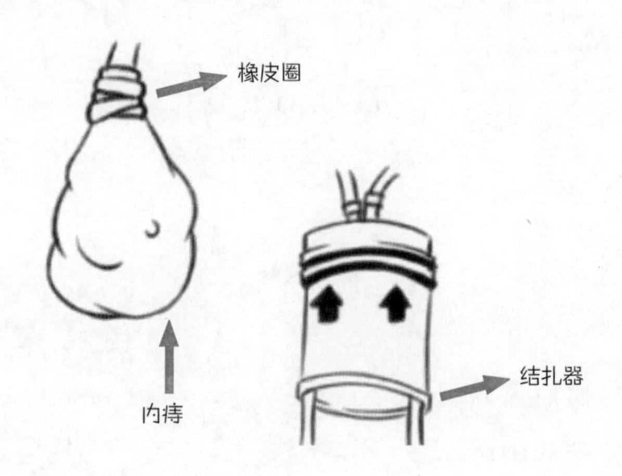

② 物理治疗

适用于Ⅰ度、Ⅱ度、Ⅲ度内痔。

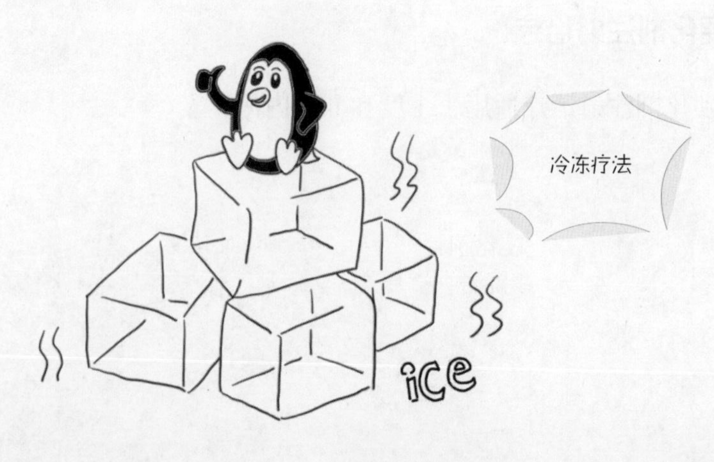

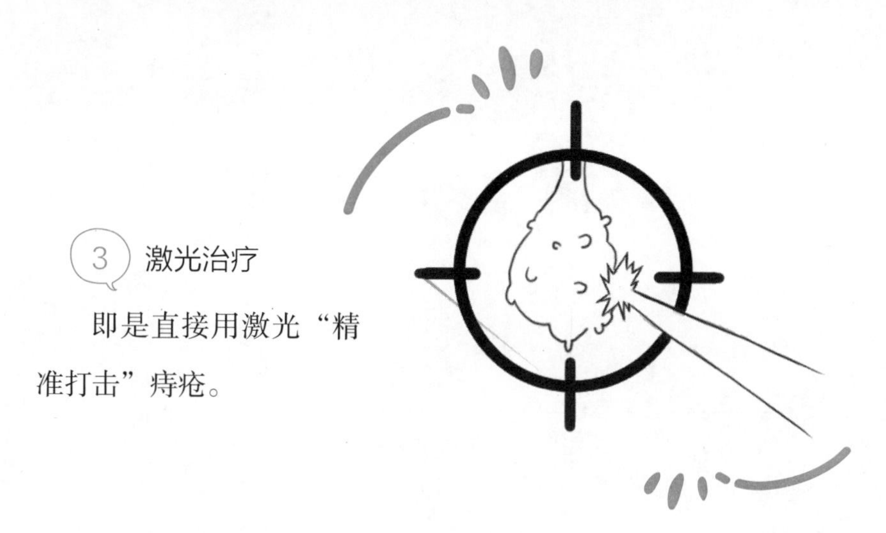

③ 激光治疗

即是直接用激光“精准打击”痔疮。

手术治疗

手术治疗适用于：内痔已发展到Ⅲ度、Ⅳ度，或Ⅱ度内痔伴出血严重者；急性嵌顿性痔、坏死性痔、混合痔及症状和体征明显的外痔；非手术治疗无效且无手术禁忌证者。

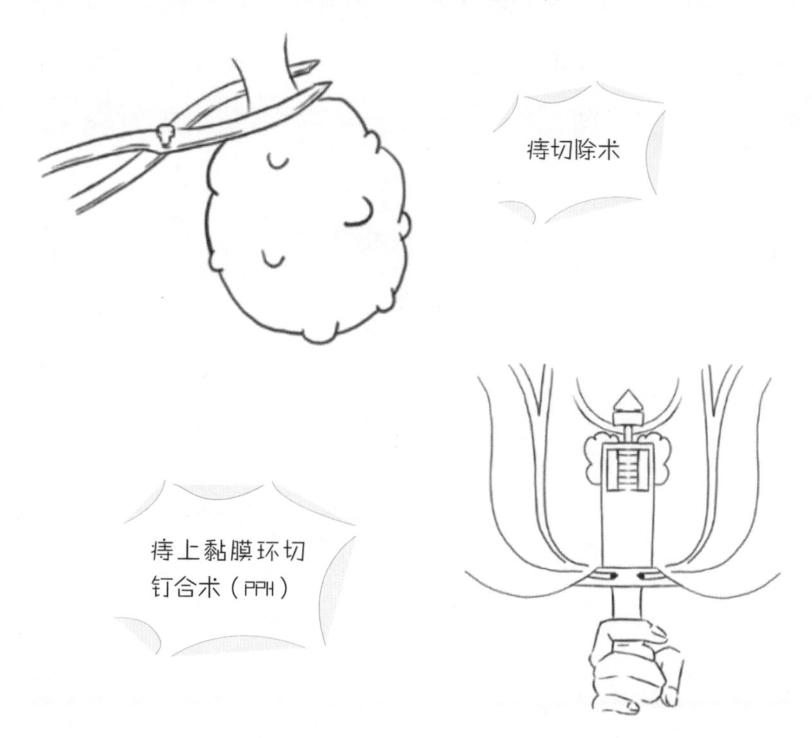

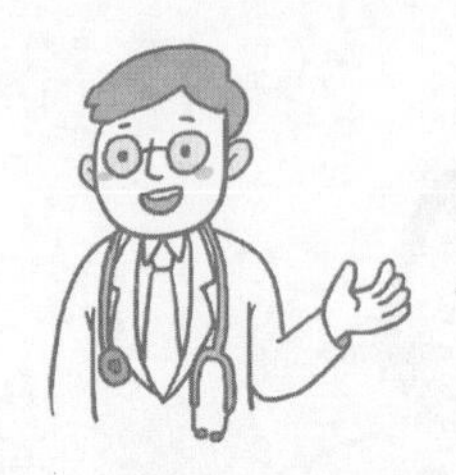

巧解孕妇“后股”之忧

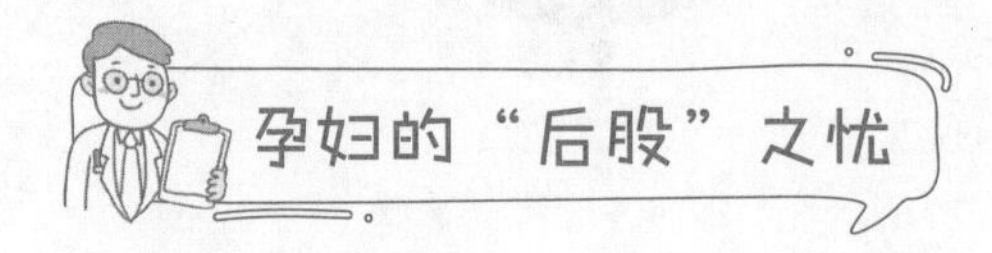

孕妇的“后股”之忧

母亲是世界上最伟大的，不仅需要十月怀胎去辛苦孕育下一代，更要在这个过程中忍受一些额外因素带来的痛苦，比如说“痔病”这个严重影响生活质量的疾病。

痔病在妊娠晚期和产后不久尤为常见，据有关研究报道显示有接近30%～40%的妊娠妇女会受到痔病带来的不适影响。尤其是目前国家二孩政策放开，那些选择生二孩的妈妈更容易受到痔病的困扰。

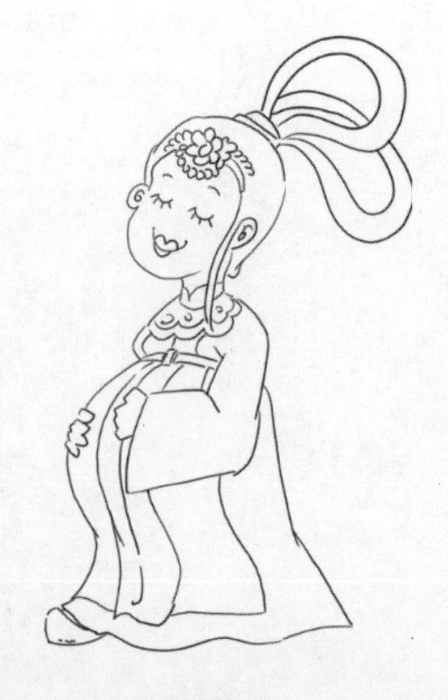

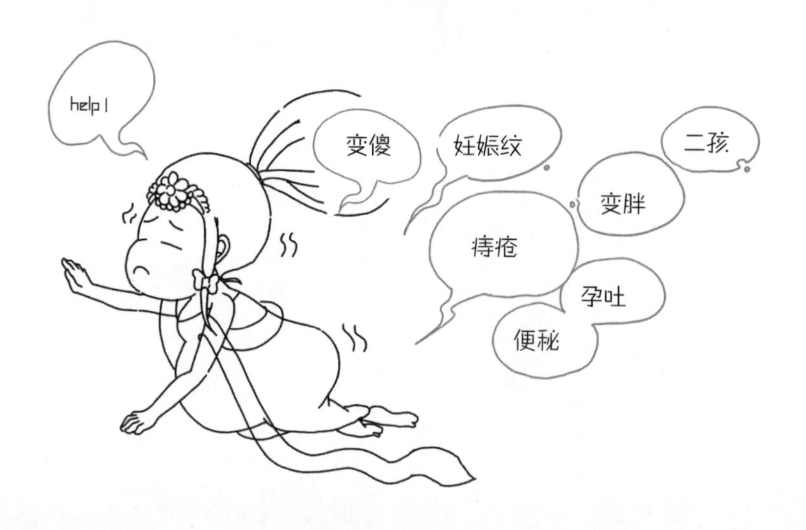

孕期好发痔病的原因

首先，主要的原因是胎儿压迫血管导致血液回流障碍。

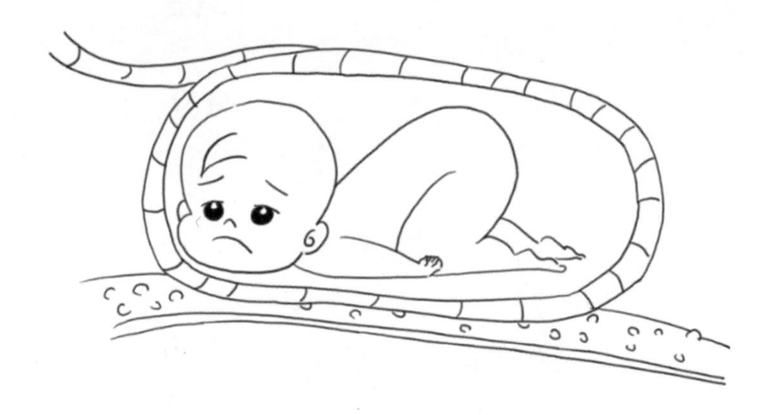

其次，孕期便秘，用力排便也会导致痔病发作。

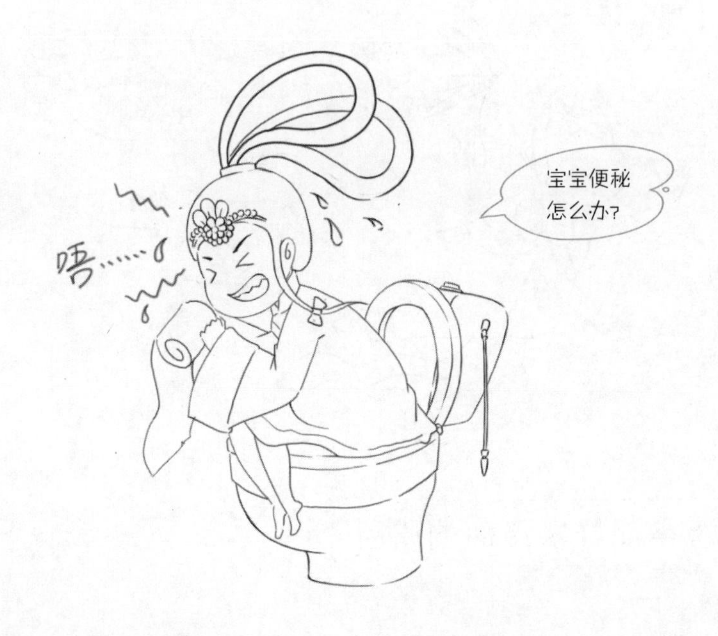

最后，孕期活动量较小，肛门长期处于受压状态，也易导致痔病。

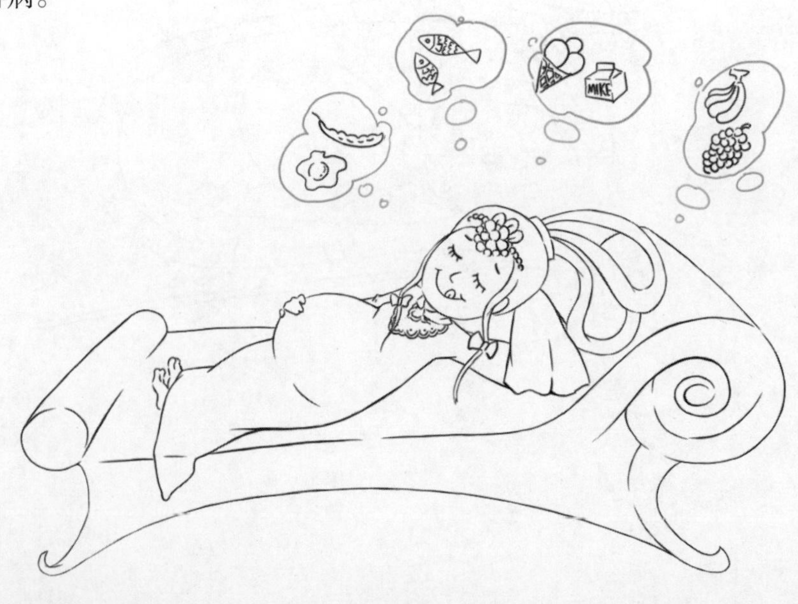

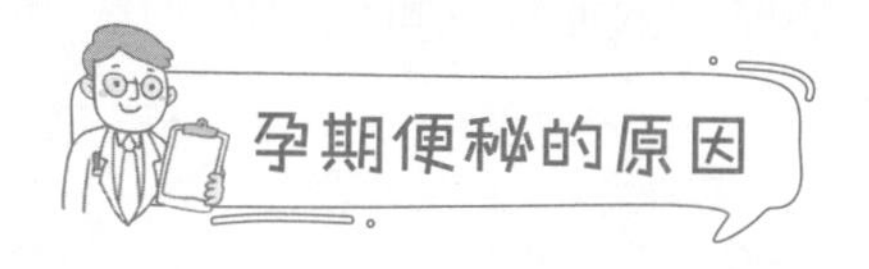

孕期便秘的原因

孕妇在妊娠早、中、晚各期及产后6～12周便秘率在16%～39%，而年龄相仿的非妊娠女性便秘率仅为7%。那妊娠期便秘是受什么因素影响的？

首先，怀孕后，影响小肠和结肠运动的激素发生变化，使得肠道蠕动变缓。

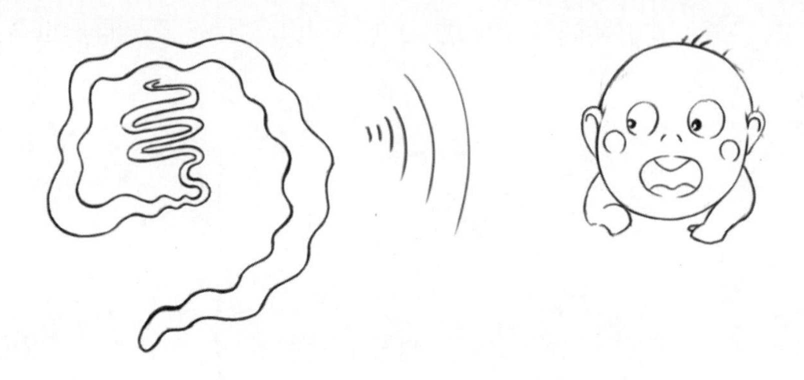

其次，不断增大的子宫压迫肠管，也会引起排便障碍。

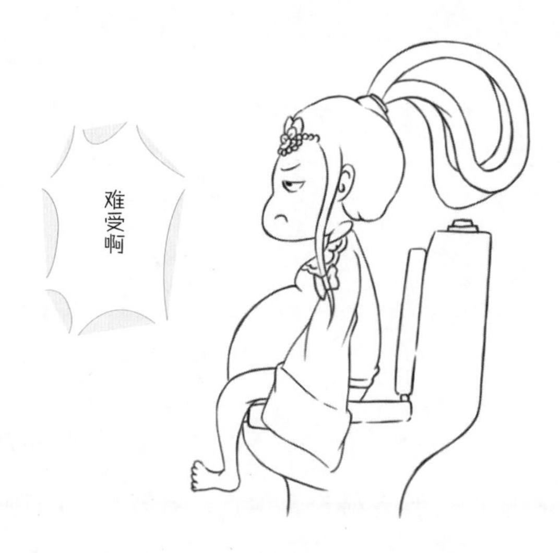

然后，妊娠期间低纤维饮食，更是导致便秘的重要原因。

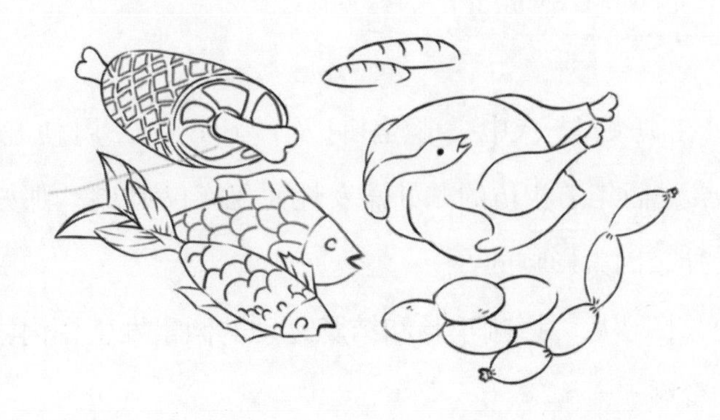

最后，妊娠期间活动量减少，肠子也变“懒”了，自然也会便秘。

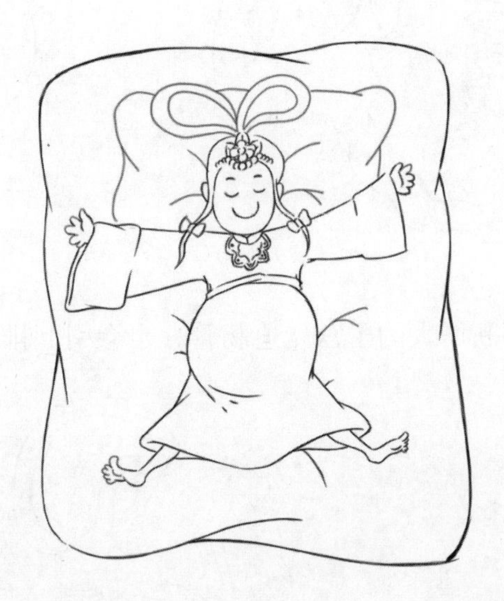

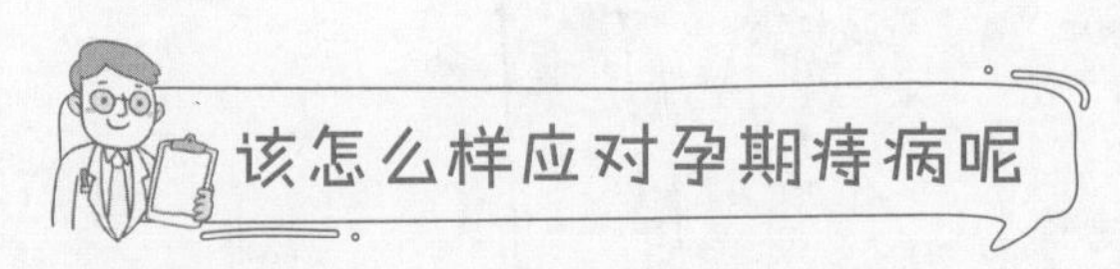

该怎么样应对孕期痔病呢

俗话说“兵马未动，粮草先行”，在还未怀孕的时候，准妈妈们就可以到医院的肛肠专科检查检查，看看自己的痔病情况。

若痔疮比较明显达到做手术的标准，则可以提前先行手术，这样就可以避免孕期中痔疮进一步快速增大影响生活；若痔疮未达到手术的必要性，则可以提前用药控制，同时遵循医生的建议养成良好的生活习惯。

首先，要养成好的饮食习惯，保证纤维的摄入，保证饮水充足。

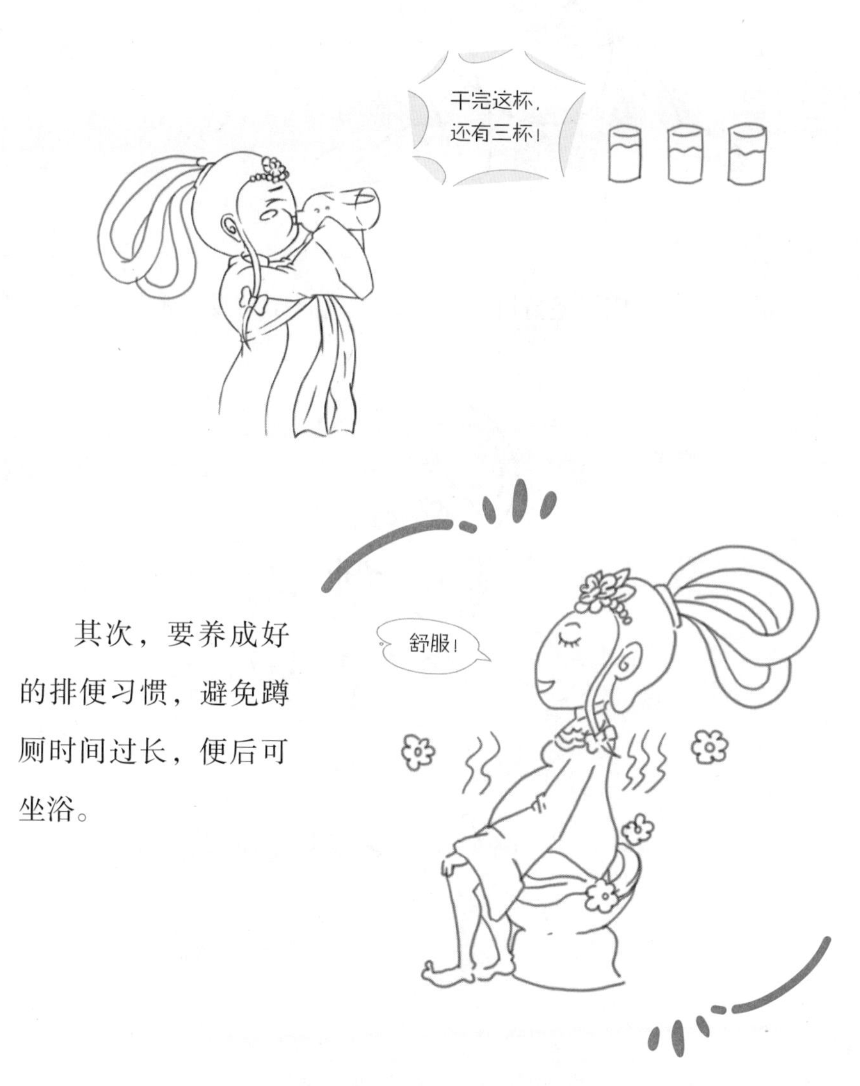

其次，要养成好的排便习惯，避免蹲厕时间过长，便后可坐浴。

然后，应当合理进行体力活动。

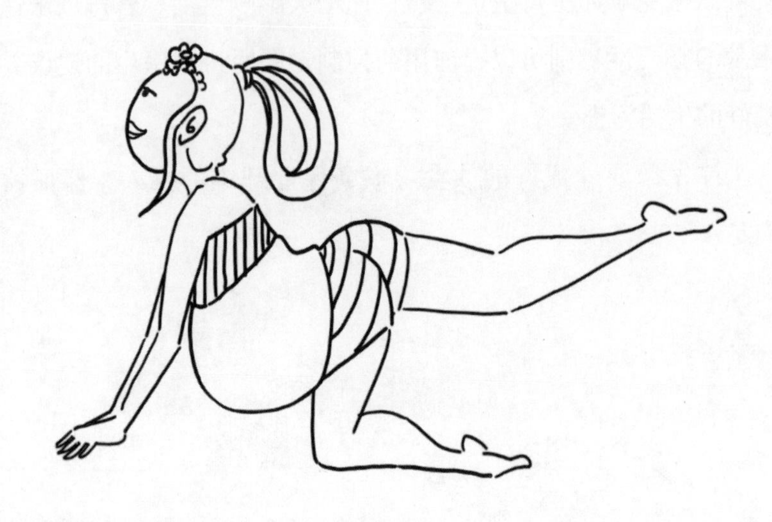

最后，也别忘了坚持肛门保健，可每日坚持提肛锻炼。

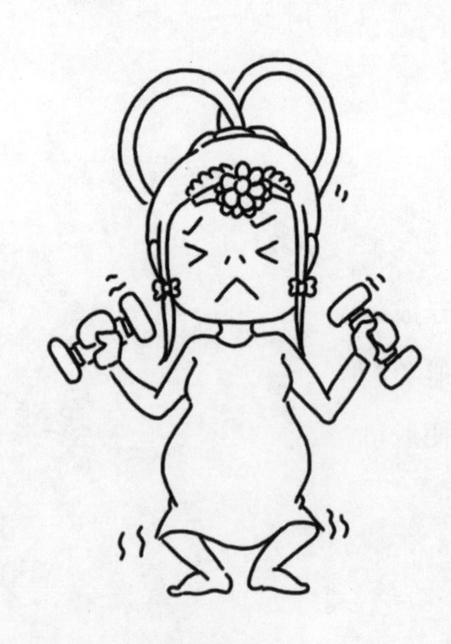

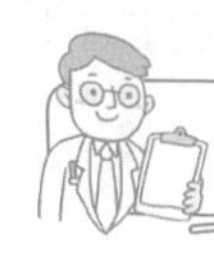

孕期及产后得了痔病该怎么处理

保守治疗

原则上，孕妇的痔病以保守治疗为主。若只是单纯出血，没有痔疮脱出来，可通过改善饮食习惯、适量多饮水，使得大便软化，减少用力排便，一般可好转。

坐浴治疗

若上述方法效果欠佳，可行坐浴治疗，用坐浴促进肛门周围血液循环。

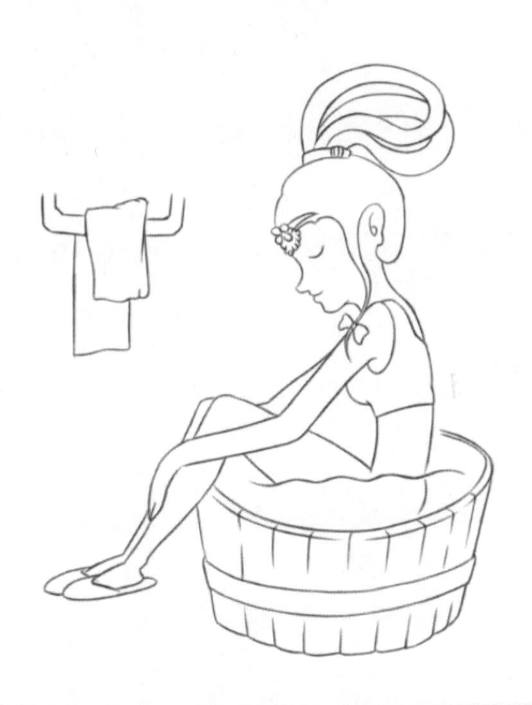

若有痔疮脱出，及时用手推回去，避免痔疮水肿堵在肛门处；如果痔疮脱出无法推回去，及时来医院寻找医生帮助，避免痔疮长期水肿坏死。

在这里，我们要特别强调，不是所有的药物孕妇都能用，若要使用药物来帮助缓解痔疮带来的不适，一定要在专科医生的指导下使用。

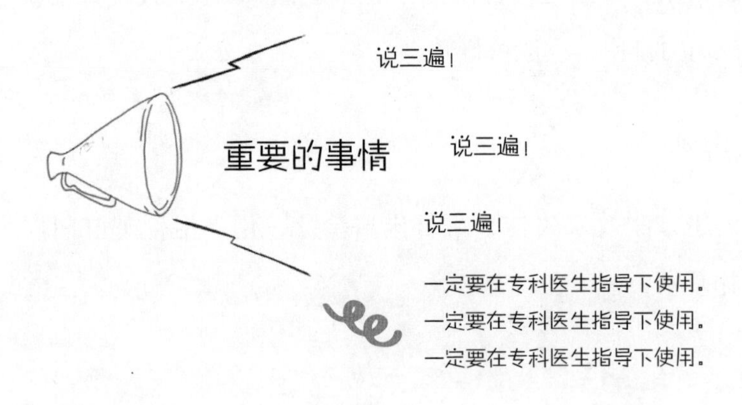

排便

那些事儿

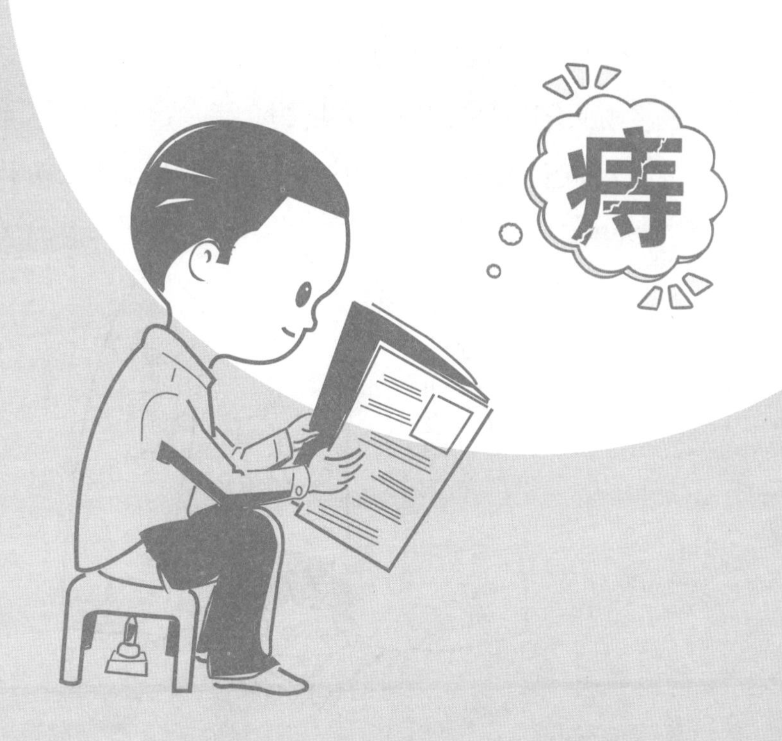

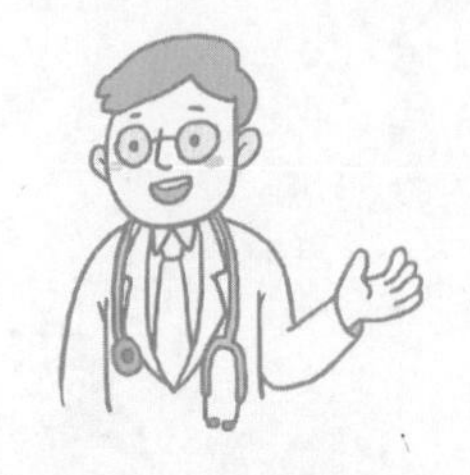

姿势错，排便难

什么？什么？什么？

排便这件事，大家天生就会了，现在居然说姿势还有对错之分？

大家伙先别惊讶，听我给你们细细说来。

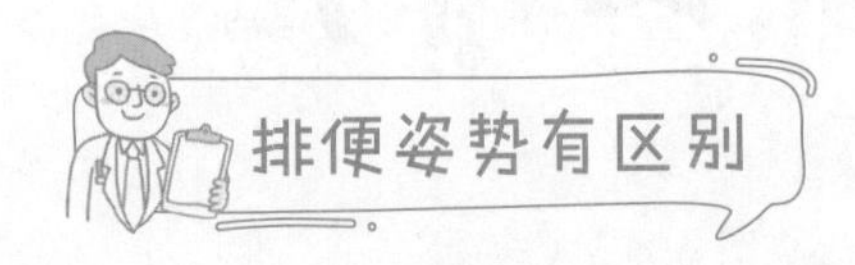

排便姿势有区别

“排便不顺畅，排便用不上力，排便时间长”，这是每个人或多或少会遇到的问题，这也是每天纠结于排便的人不得不面对的三大问题，就像三座大山一样，压得他们喘不过气来。

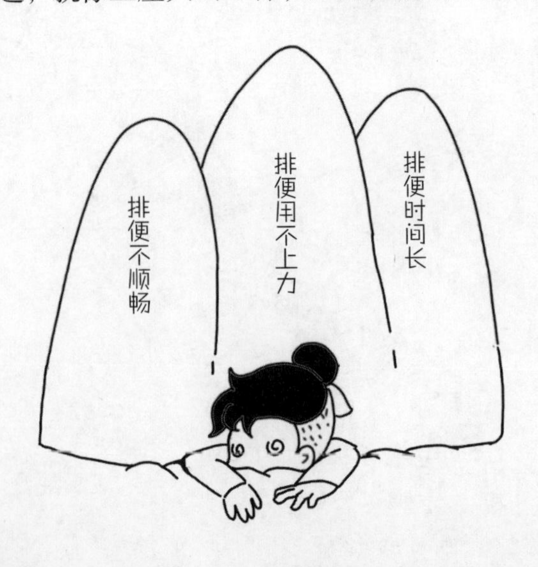

总是会有人情不自禁地感慨：为什么就一个排便问题，这么折磨人？

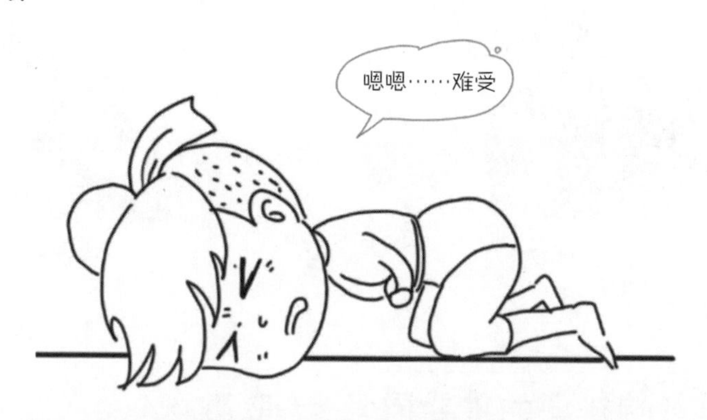

当我们一探其究竟时，发现了一个很重要的影响因素，而这个因素往往是很多人忽视甚至是从来不知晓的，就是：问题可能出在你这些年的排便姿势上，你的排便姿势可能不对哦。

听到这句话大家伙心中肯定嘀咕着：

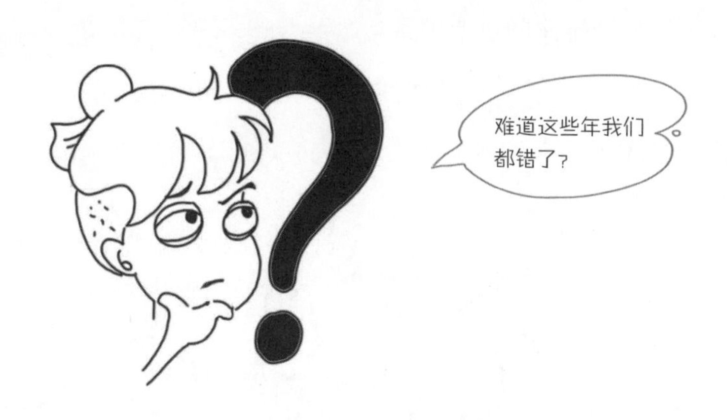

我们都知道，大家排便的姿势无外乎是坐着或是蹲着，但是坐着排便或是蹲着排便有没有区别，这也是一个值得思考和讨论的问题。

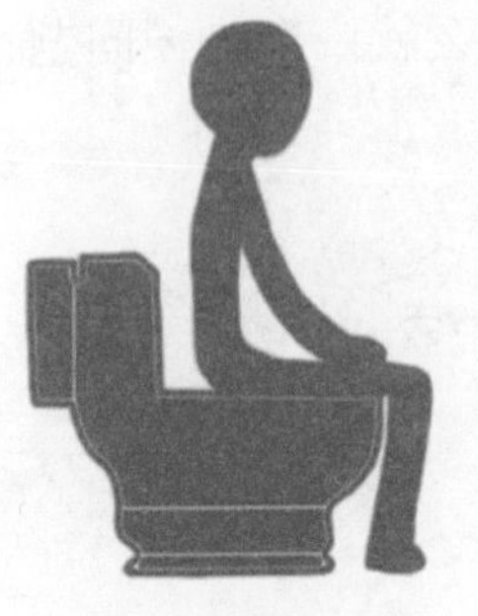

坐便

蹲便

影响排便的重要因素——肛直角

在了解坐便和蹲便这两个姿势之间的区别前，我们先了解一个同排便密切相关的结构——肛直角，它是解答我们问题的关键所在。

肛直角是指肛管轴线与直肠下段形成的夹角，而维持正常的肛直角是控制排便的重要因素。

乍一听，这个概念是比较难理解的，那话不多说，来看图解释。

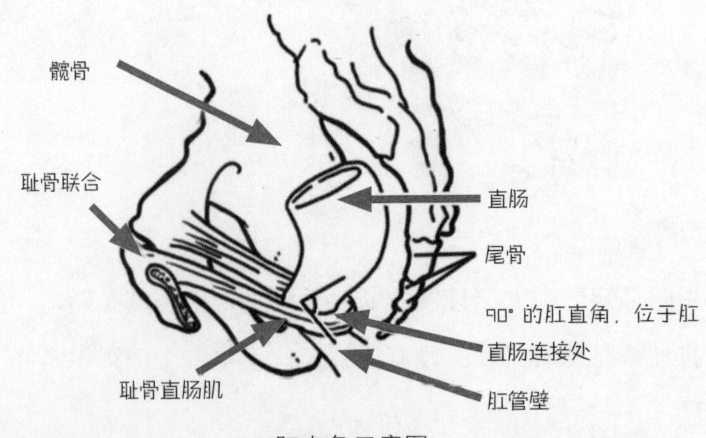

肛直角示意图

我们可以看见形成肛直角最重要的肌肉是耻骨直肠肌，它从一侧耻骨出发，绕到直肠后面，再回到另一侧耻骨，形成一个“U形”的半环，将直肠向一侧牵拉，使直肠形成一个向前凸出的弯曲，而那个角度则称为肛直角。

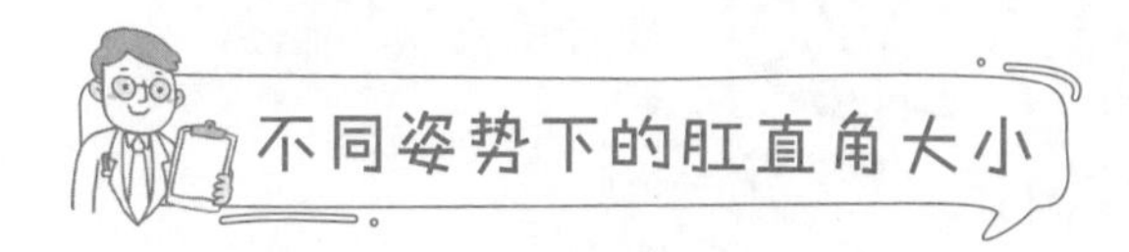

知道了肛直角的概念之后，我们就能发现，粪便必须通过肛直角才能到达肛门、排出体外，因此肛直角的大小是控制排便的重要因素。

那现在我们再来看看不同排便姿势下肛直角的区别。

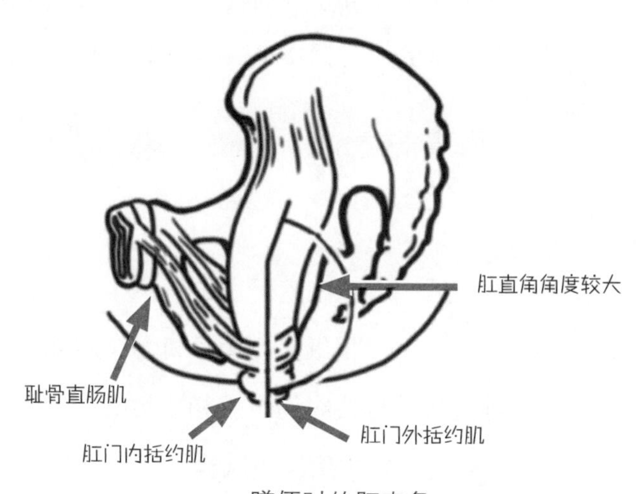

蹲便时的肛直角

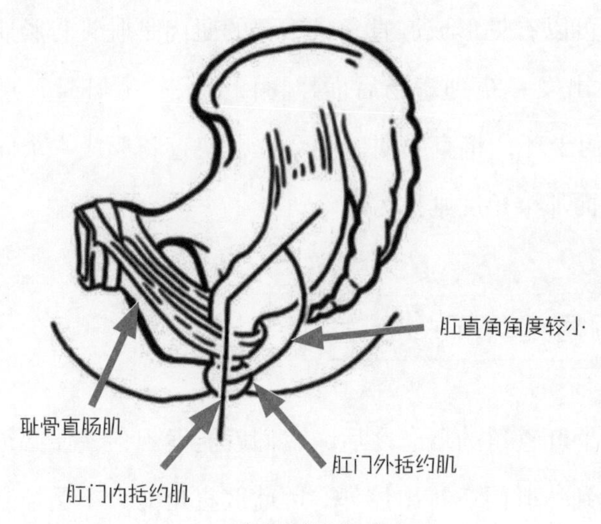

坐便时的肛直角

从图片上看，我们能够很清楚地发现二者的差别：蹲便时的肛直角明显大于坐便时的肛直角。从理论、研究及实践上来说，肛直角越大，排便时所费的力气就减小、排便也就更加顺畅。

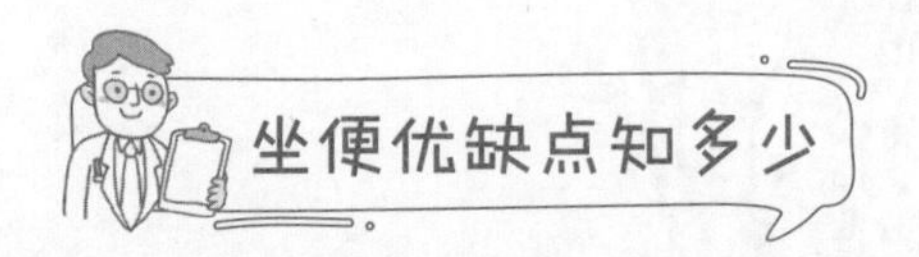

坐便优缺点知多少

有了坐便器的存在后，大家坐着舒服，远离了蹲便时双腿麻痹的痛苦，少不了还要再看个报纸、玩个手机等，不亦乐乎，时间就这么一分一秒地过去，排便时间也就相应增加。然而，排便时间的延长会增加患有肛门相关疾病的风险。

所以，坐便虽然舒服，却不见得比蹲便更健康。坐便时更要养成良好的排便习惯，别到得病时才有“多么痛的领悟”。

当然，坐便器也不是毫无用处，它也是有其自身的优势，因为对老年患者、一些蹲姿不便的和有需求的人来说还是有其独到的作用，总之还是需要根据具体情况去区别对待。

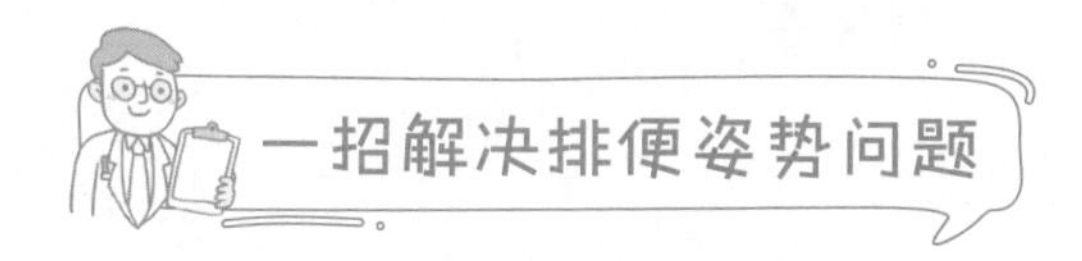

一招解决排便姿势问题

有些人会说，家里的坐便器已经装好了，不好改，能有什么好办法解决这个问题吗？办法还是有的，有需要的家庭可以去网上购买坐便脚踏，它通过抬高双腿进而模拟蹲便的姿势来增大肛直角，可以在一定程度上达到效果。

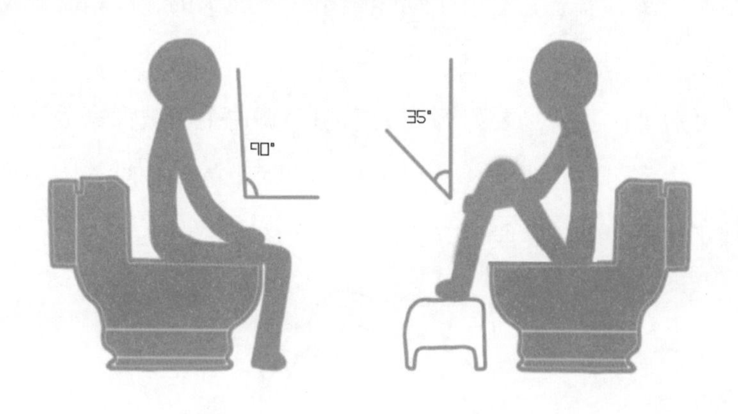

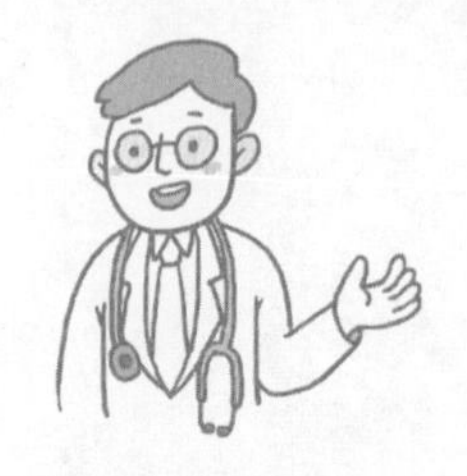

你的屁股擦对了吗

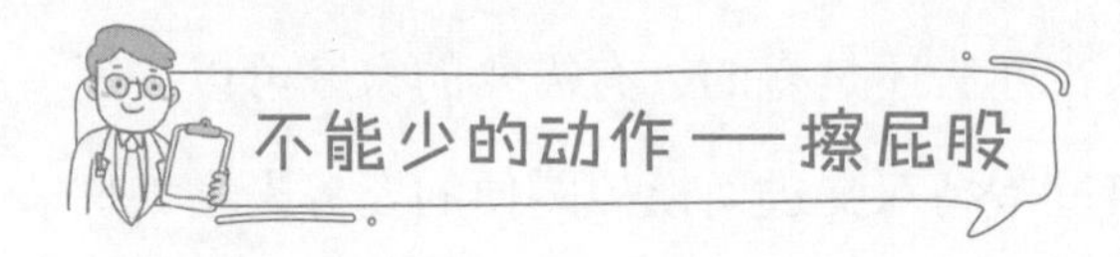

不能少的动作——擦屁股

都说有那么一件事——排便，让我们来也匆匆，去也匆匆。但是不管多么着急，有一个动作是始终不能少的，没错，就是擦屁股。

可别笑，我就是要好好和大家聊一聊这个不被大家关注到的动作。大家可别小瞧它，这可不是一个简单的动作哦，因为即使你擦了这么多年的屁股，方法也有可能是错的。

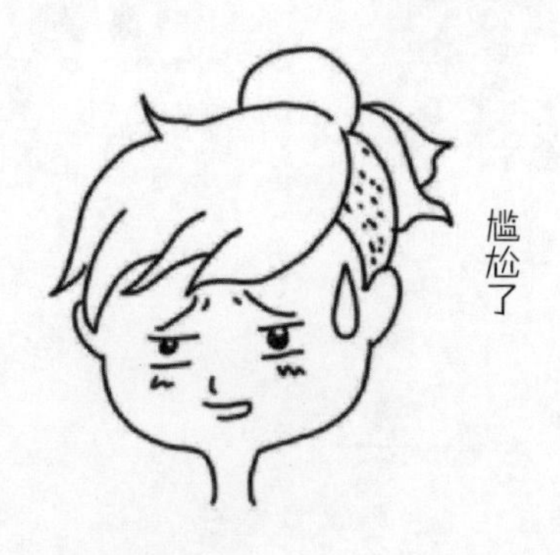

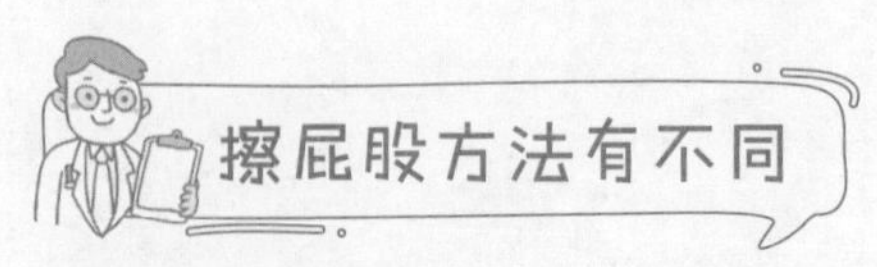

擦屁股方法有不同

对于这个习惯成自然的动作，大家是不是从来就没有考虑过别人和自己不一样？

其实，擦屁股的手势就像拿笔写字的方式大家都各有特点，擦屁股的顺序也是各不相同。

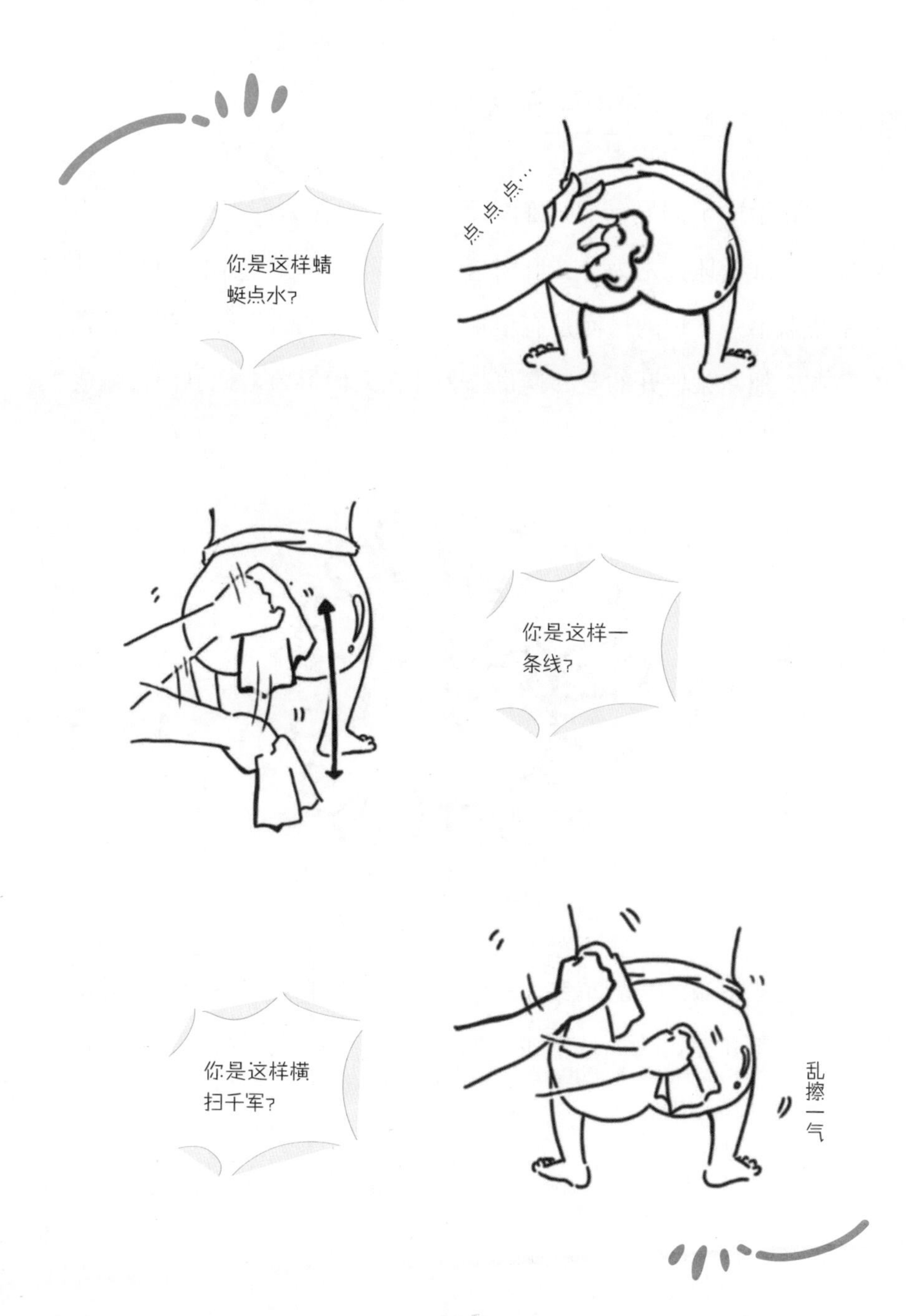

不管你用哪种手势，只要用得习惯就行，并没有哪种手势好哪种手势不好的说法，因为我们的目的只有一个，就是擦干净。

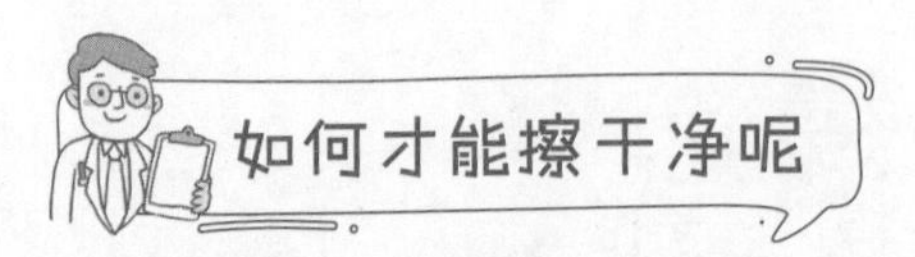

如何才能擦干净呢

开始这个问题前，我们来了解一下为什么屁股这么难擦干净，更准确地说是为什么肛门这么难擦干净。主要是因为肛门处的皮肤不是平坦的，而是有很多褶皱，收缩的时候褶皱就聚拢在一起，像一朵盛开的花，这也是为什么人们形象地把肛门比喻成“菊花”的原因。

这些褶皱可是有重要作用的，它们可以在你排便时尽量地舒展开。但正是因为这些褶皱深处的脏东西不容易被擦干净，肛门才容易藏污纳垢。

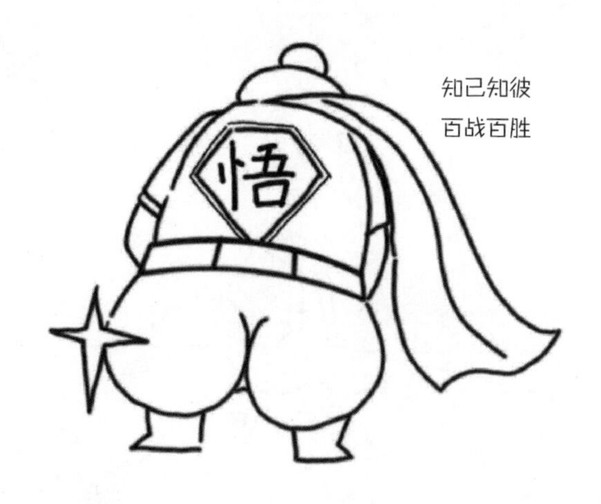

要想把屁股擦干净，首先就是要放松，不要做收缩肛门的动作，更不要站起来。想象一下，当你做这些动作的时候，你的肛门是收紧的，而且你的屁股会把肛门给包住，这样的情况下你是无处可擦的。所以你要放松、再放松。

有了这些准备动作，要做的第一步就是先蘸一下，把厕纸轻轻地压到肛门上。接下来就是全范围地擦干净，不留死角，不然后果你懂的。

在这整个过程中，我们都是遵循以下两个原则。

方向原则

从前往后擦，前就是会阴方向，后就是肛门方向。这样做的道理在于前方会阴区对致病菌的抵御能力没有肛门强，尤其是女性同胞，更要注意擦的方向，方向正确就可以避免不必要的感染。

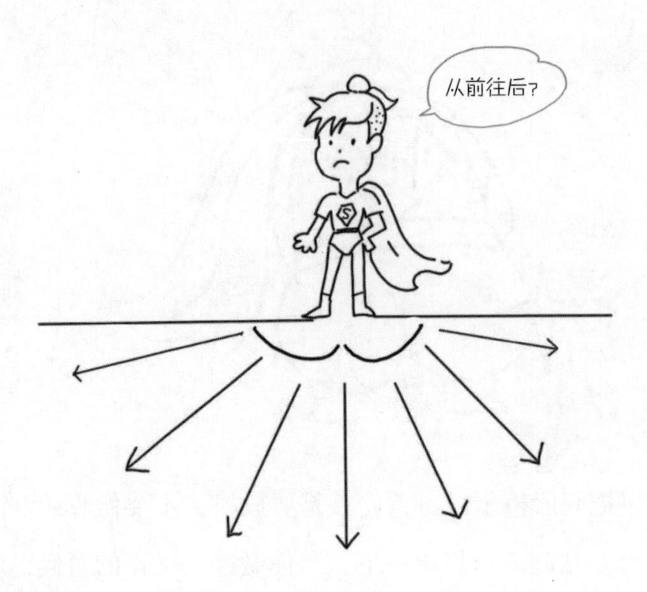

力度原则

动作要轻柔，不要用力过猛，太大的摩擦会对肛门周围造成微小的损伤，甚至直接造成出血，这些损伤都有可能成为肛门疾病的突破口。所以用适当的力度擦干净就行。

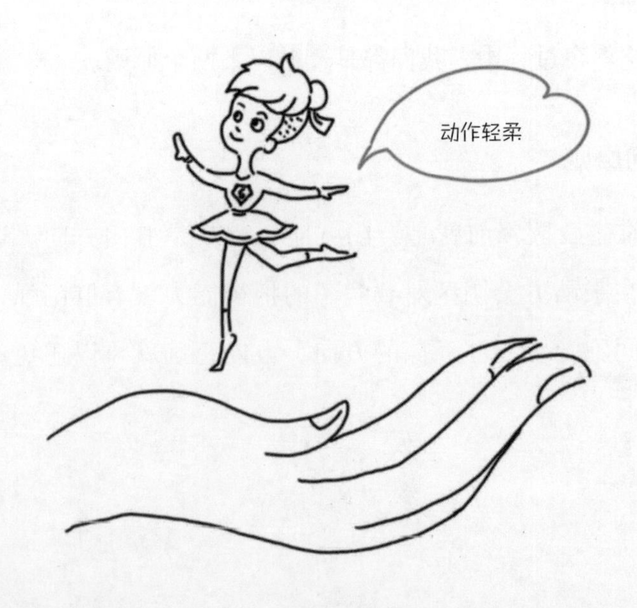

看到这里，大家都知道以后该如何擦屁股了吧？原来不假思索的动作，现在就该去想想怎么做得更好了。不要觉得这是一件小事，跟健康相关的事情都不是小事，不是吗？

为什么你更废纸

老王最近有些烦，这不，又被人家笑话了。

老王这废纸速度快
赶上博尔特了！
唉，
我能怎么办？

痔疮来得太快，
让人没有一点点
防备……
我不能再吃了！

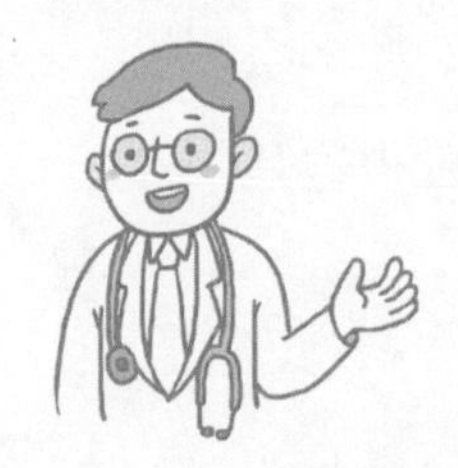

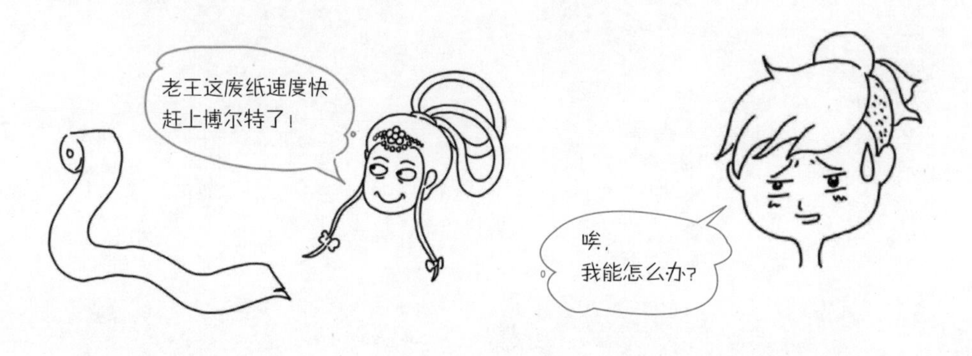

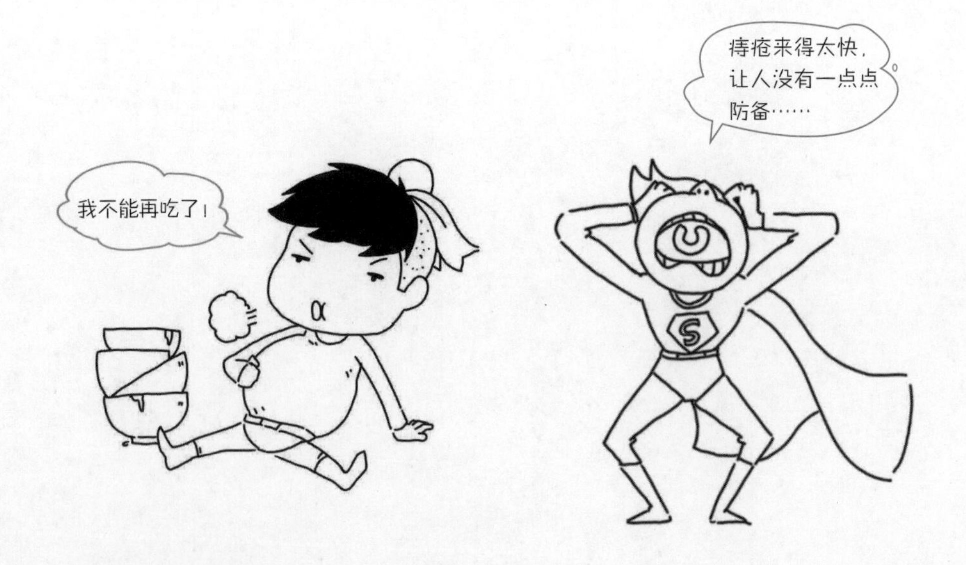

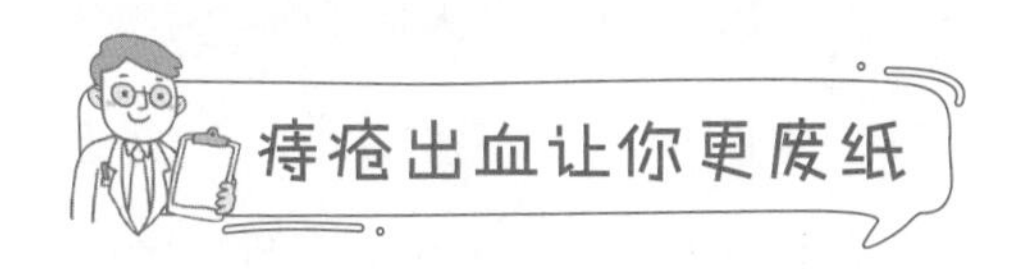

痔疮出血让你更废纸

都说，真的勇士，敢于直面惨淡的人生，敢于正视淋漓的鲜血。

这痔一旦“调皮”，我们就不得不面对“淋漓的鲜血”，经历过的人都会留下极其深刻的印象，而且还成了斗“痔”高昂的勇士。

便血就是痔疮的代表作，少则厕纸染血，多则点滴而出或者喷射而出。

这吃的是饭，流出来的可是血，搁谁谁心疼。

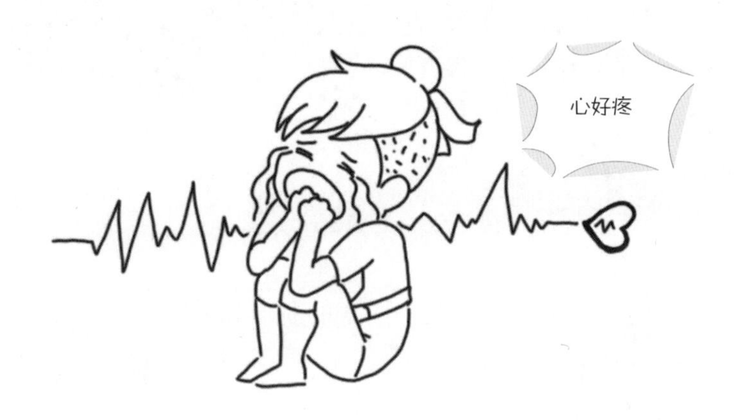

这时候，只能啥都不管了，赶紧用厕纸给压住并擦干净，等终于擦干净了，血已经染了一层又一层厕纸，场面十分“壮观”，最后大便拉完了，便血也消停了，才能长舒一口气。

等等，你以为这就结束了？那你对痔疮便血的特点就太一无所知了。今天只是暂时鸣金收兵而已，下一次排便的时候，便血可能还会不见不散。

这时候就不要犹豫了，赶紧去医院，有太多人因为痔疮出血出到重度贫血才想到来医院寻找医生的帮助。不仅如此，便血还有可能由其他疾病导致，像什么肠炎、肛裂、肠癌等，都有可能让你便血，所以不要简单地把便血和痔疮之间画上等号，这个“锅”痔疮表示不全“背”。

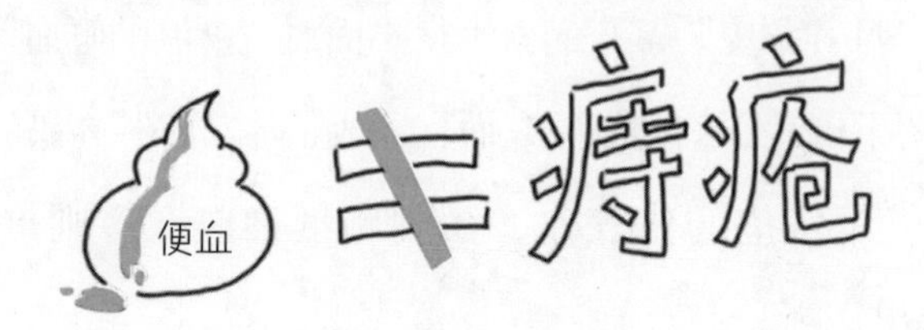

总结
痔疮出血：废纸程度★★★★★

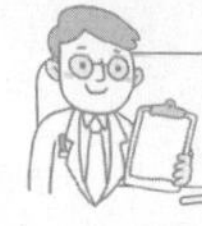

痔疮脱出与肿大让你更废纸

痔病的一个重要表现就是内痔的脱出和外痔的增大，这可是让你浪费纸的隐形“功臣”。

要理解这个问题，我们来看图说话。

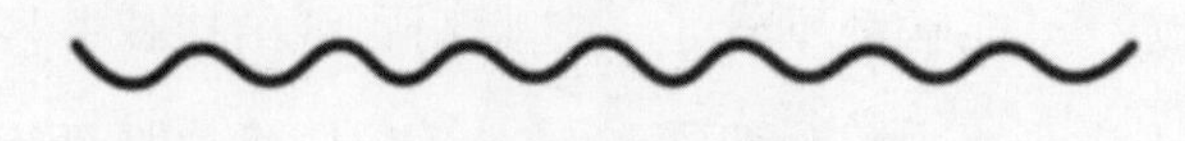

正常人的肛门褶皱

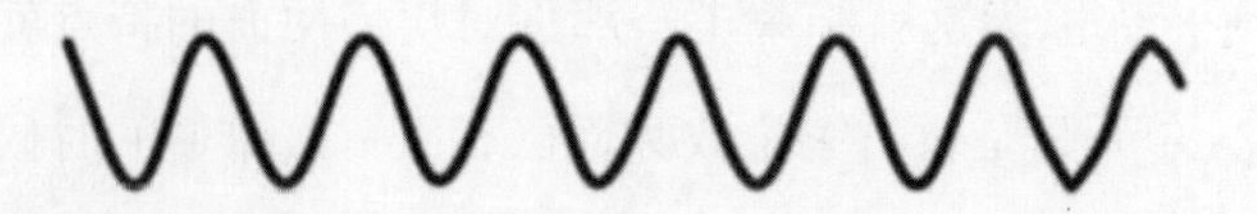

痔疮患者的肛门褶皱

通过图片，我们总结一句话就是患有痔病的患者擦屁股时要擦的面积更大，褶皱也更深，可谓“沟壑纵横”，要想擦干净也更难，所以自然更废纸了。

总结
痔疮脱出与肿大：废纸程度★★★★

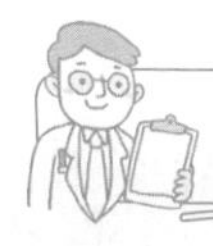

用厕纸的坏习惯让你更废纸

有些人上厕所十分讲究，每次用纸只用一面，从不叠着用，一张只擦一次，废的纸也是成倍上升。

说到这里，跟大家说一个有趣的研究，研究发现，方便完之后把厕纸折叠2次（4层）的人患痔疮的概率要远远小于折叠1次（2层）的人，那些用叠2次厕纸的人患痔疮的概率降低了17.53%。因此，大家要想不得痔疮，就把厕纸叠起来用吧！小小的一个动作，既治病防病，又省纸省钱，何乐不为？

总结
用厕纸的坏习惯：废纸程度★★★★

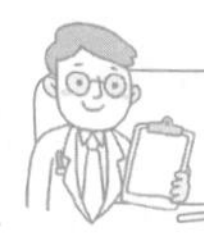

大便黏腻让你更废纸

说到最后，自然不能少了“主角光环”的影响。广东地区的湿气重，这里的居民就容易出现大便黏腻的情况，那叫一个百擦不得净。

这往往提示体内湿气重，便便老是觉得拉不干净，该祛祛湿了，什么薏苡仁、茯苓之类的药物可以让你告别“水货”的标签，“无湿便自通”。

除了这个原因，也可能是肠炎和肠癌在作祟，这时也有必要去做个肠镜了。

总结
大便黏腻：废纸程度★★★★★

看到这里，知道为什么你擦屁股更废纸了吧，笔记一定要做好哦！

该怎么做才能节省纸，我想大家心里也清楚了。

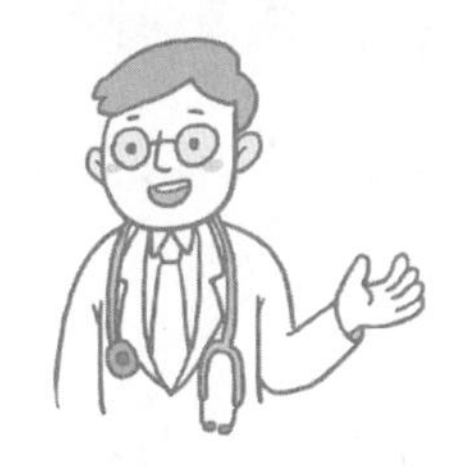

你懂个“屁”

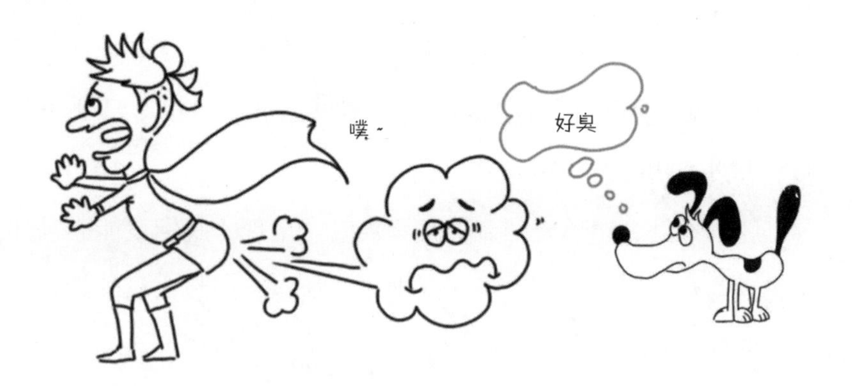

屁，这是很多人经常挂在嘴边的一个字，放屁也是我们每个人日常生活中都不可避免要做的事情。即使是人之常情，但刨根问底的话，你真的敢说自己了解它吗？

要说了解，可能大家的第一反应是它很臭，是气体，看不见也摸不着，除这些外，就没有更多了解了。

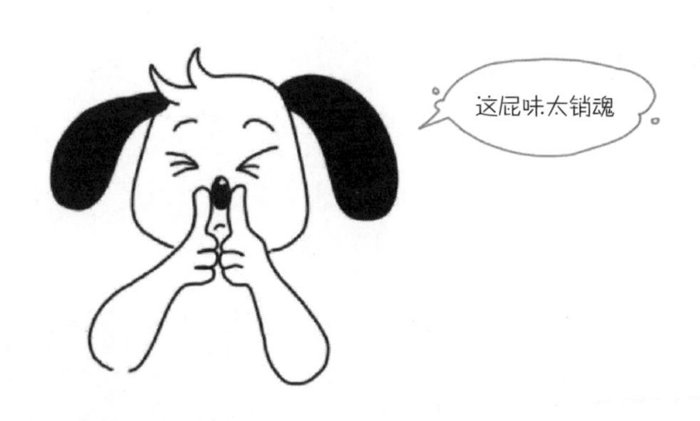

那接下来，我就要同大家好好聊一聊这个“有气味”的话题。看看屁究竟是怎么回事，而在屁当中，又隐藏了什么样的健康密码。

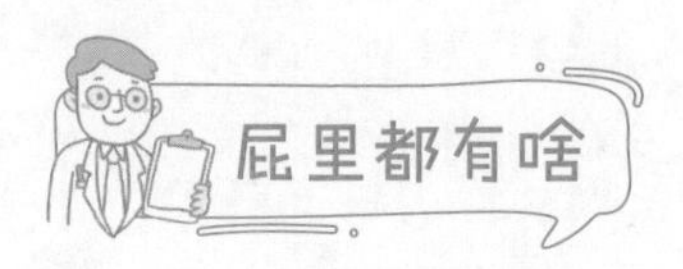

屁里都有啥

屁，就是从肛门排出的废气，不仅人类有，很多动物也有哦，养过宠物的人就知道了。

屁看不见、摸不着的，但是只要它一出现，我们就能立马知道，因为这个时候我们的鼻子受罪了。所以，屁最明显的特点就是它的气味。

可我们为什么能闻到它呢？为什么屁就有这么特殊的气味呢？它到底是由什么组成的呢？

屁的组成成分还是比较复杂的，可以分为主要组成气体和其他微量成分。

主要组成气体

以下这些成分的主要特点是在屁中占的比例大，但是它们是无特殊臭味的。

屁的主要组成气体有氮气（N_2）、氧气（O_2）、二氧化碳（CO_2）、氢气（H_2）和甲烷（CH_4），它们占屁的所有成分的比重超过99%。

其中，氮气所占比例最大，氧气占比很低，二氧化碳、氢气和甲烷占比波动较大。

其他微量成分

以下这些成分虽然微量，但却是臭味的来源，是屁为什么臭的主要原因。

这些成分包括甲硫醇、二甲基硫、硫化氢等含硫化合物及短链脂肪酸、吲哚、挥发性胺和氨等。

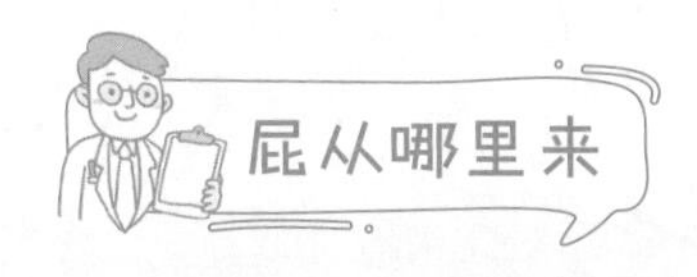

知其然，更要知其所以然。

我们知道了它是由什么组成，也要探究探究它们是从哪里来的。

吞咽空气

空气的一部分伴随吞咽动作吞入，进入肠道内，就成了屁，肠内气体中的氧气和氮气就主要来源于吞入的空气。

所以，“屁话多”这句话是有依据的，吃饭进食的时候说话多，你吞入的空气也相对应增多，那么，你懂的，屁自然就比人家多一些。所以，要听妈妈的话，吃饭的时候少说话。

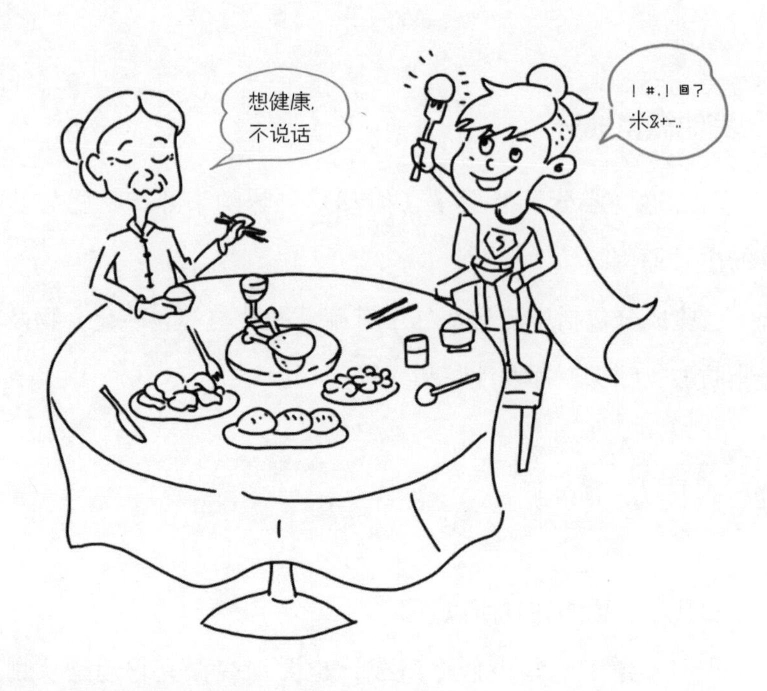

肠腔内产生气体

二氧化碳——特定的食物可导致肛门排气中二氧化碳增多，如不易消化的碳水化合物。

氢气——氢气主要产生于结肠，摄入的碳水化合物和蛋白质是产生氢气的主要来源。

甲烷——甲烷通过细菌代谢产生。

硫化氢、吲哚等——当食物蛋白质含量较高（如肉类），屁中硫化氢和吲哚的含量较高时，屁就有明显的臭味。

当站在食物链顶端的你大口吃肉的时候，就要知道你会有什么样的“后果”。

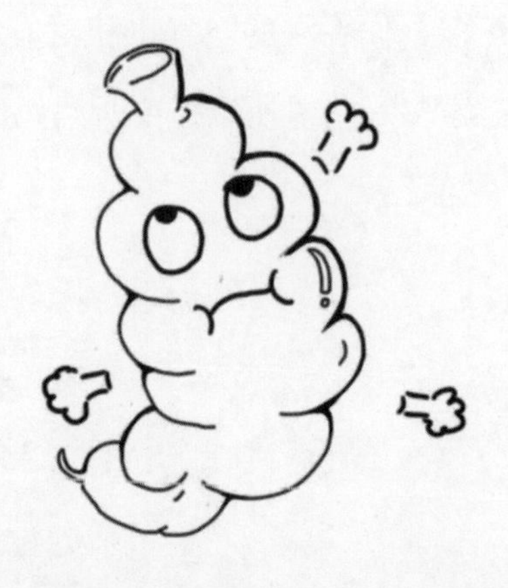

血液中气体的弥散

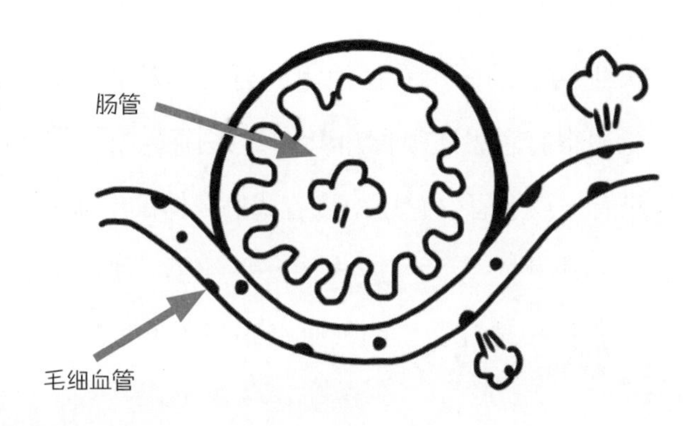

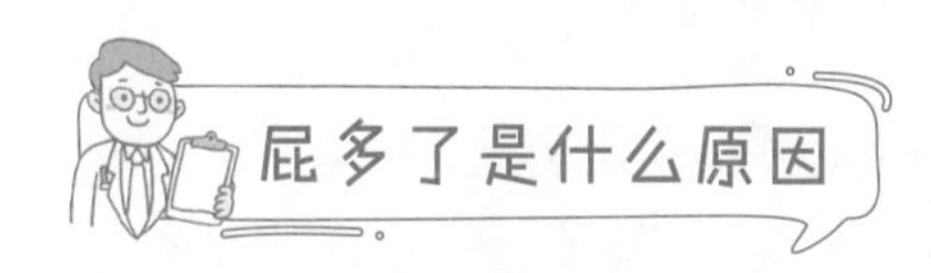

一般肠道内气体含量是多少呢?

有研究测定肠道内气体含量在200mL左右，同时，每天经过直肠的气体量为500～1 500mL，每天肛门排气的频率为10～20次。

这时应该有人会要有疑问了：为什么有的时候会感觉到屁明显增多呢？大家吃的都是同样的东西，怎么差距就这么大呢?

肠道气体过多的原因可能是：①吞入过多空气（如狼吞虎咽地进食）；②营养吸收不良导致肠腔内产气增多；③梗阻引起的气体吸收减少；④气压变化引起的肠腔内气体膨胀。

别看大家吃的东西差不多，但是每个人的肠道不尽相同，大家吃饭的速度也是各有快慢，所以吃进去是一样的饭，放出来可就是不一样的屁了。

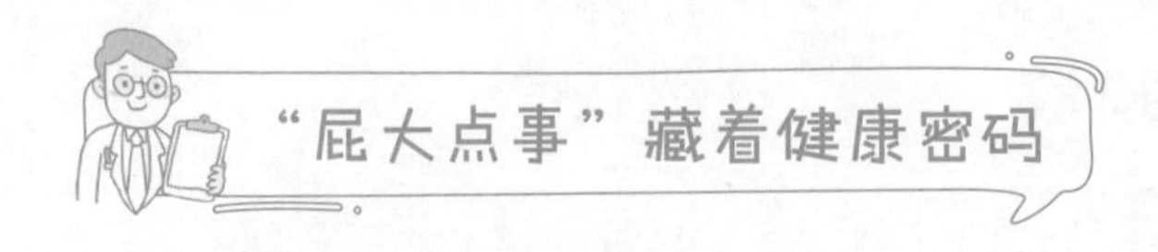

我们每天生活中的一个看似简单的行为，却有着这么多的学问，是不是觉得很有意思还很长知识？不要小看“屁大点事”哦，它可不仅仅只有这点意思，它还隐藏着我们身体的健康密码。

说到它跟健康相关，大家应该就有兴趣了。那么我们可以从这个“屁事”中挖掘出什么样的健康密码呢（见表2）？

表2　屁与身体状况

屁的状况	原因	解决方法
增多	吃了较多容易产气的食物（如卷心菜、洋葱、小麦和土豆等），或是吃了较多不容易消化的食物	调整饮食
减少或消失	如腹胀腹痛明显，就要高度警惕肠梗阻的可能	去医院就诊
更臭	吃了较多蛋白质含量较高的肉类	清淡饮食

看到了吧，放屁臭了可能有问题了，放屁多了可能有情况，放屁少了甚至不放屁了也提示着不能忽视的问题存在。屁与我们的身体健康有这么密切的关系，这些反映身体情况的健康密码，大家可要牢牢记住哦！

最后，我要给广大朋友们一个忠告：放屁是人体一个自然的生理行为，人人都一样，不要觉得尴尬，更不要有心理负担，“活人不能让屁憋着”，我们要坦坦荡荡地放屁，健健康康地生活。

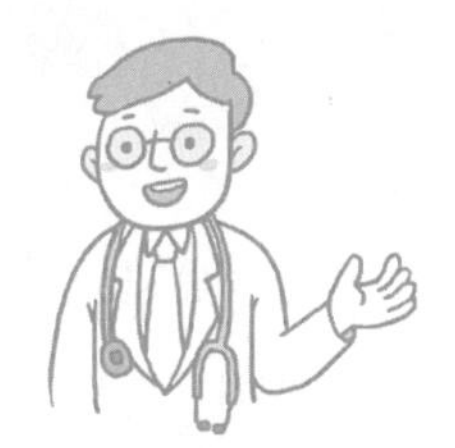

快get这些求救信号

患者：医生，我发现最近一两个月便便比原来变细了，像筷子那样。

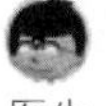

医生：还有什么其他的不舒服吗？

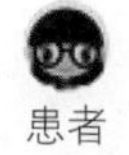

患者：就是老是感觉便便拉不干净，而且大便表面有像鼻涕一样的东西。哦，对了，这半年感觉自己瘦了很多。

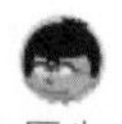

医生：这些都不是正常现象，说明你的肠道出现了问题。这些不一样的情况都是你大便中隐藏的身体求救信号，赶紧来医院进一步检查治疗。

看到这个，大家伙是不是觉得很神奇？粪便中居然隐藏了身体的求救信号，自己却从没关注过，看来自己平时对于“默默无闻”的粪便关注实在太少了。

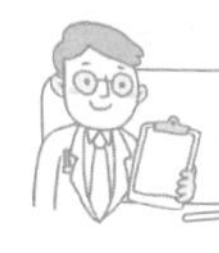

每个人的身体都会有求救信号

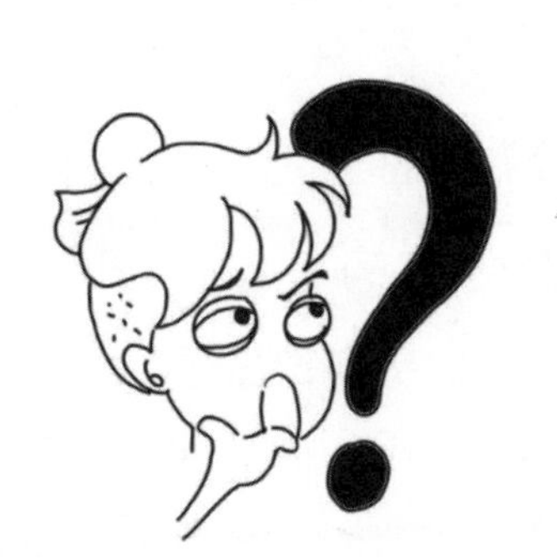

那这到底是怎么一回事呢?

都说，求生和求救是人的本能，更是每个人的潜能。

同样道理，身体里某些地方发生的微小的病变，我们常常很难察觉并治疗它，这时病情就会进一步加重。当病情发展到一定程度，而我们还是不知道这个病变的存在时，身体就会利用一些特别的形式向我们发出求救信号，所以你需要明白这些信号是意味着什么及下一步该怎么做。

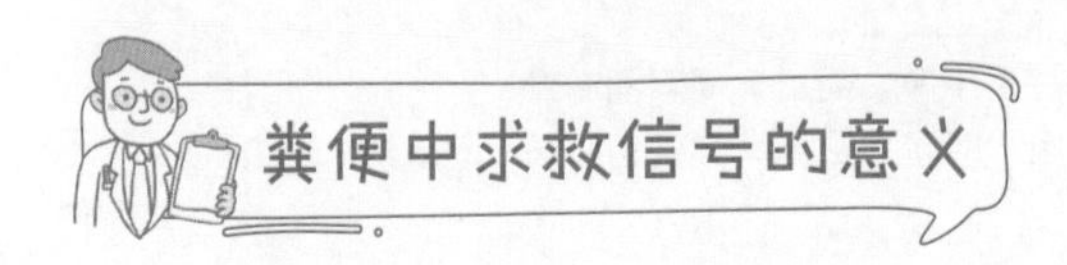

粪便中求救信号的意义

那粪便里隐藏着的求救信号是什么，我们又该怎样解读呢?

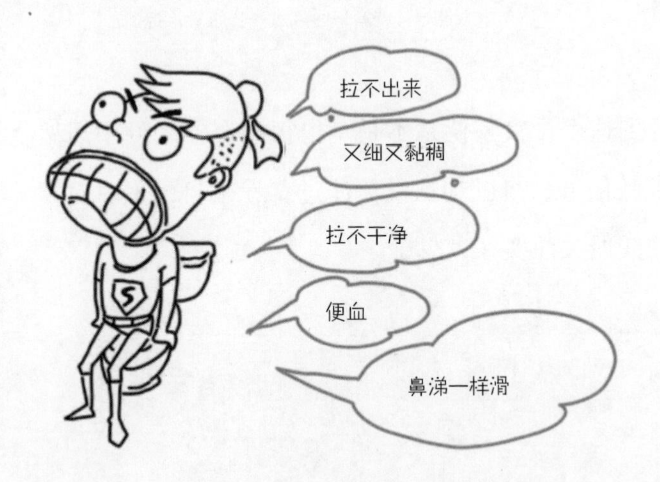

当我们大便的习惯和性状（质、量、色）发生变化时，有可能就是身体在向我们发出“求救信号”了，如拉不出大便、大便变得又细又黏稠、拉不干净、便血、大便像鼻涕一样滑等。之所以把它们称为求救信号，这就说明肯定是提示很紧急的事情。那

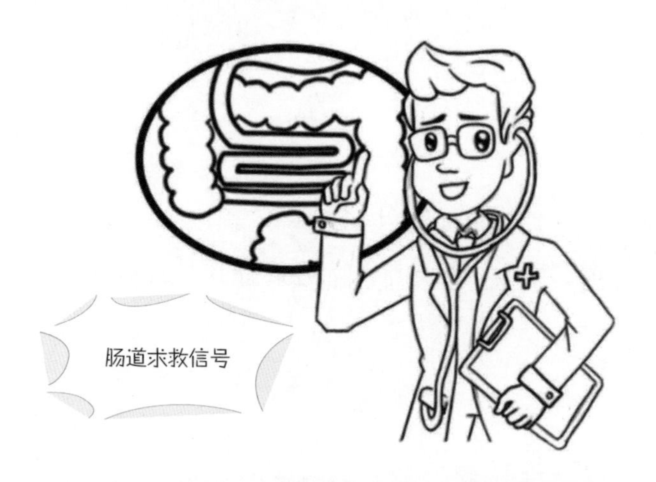

肠道里有什么问题会让我们觉得很紧急、很紧张呢？

我想这个时候大家心里都有一个答案了，没错，那就是大肠恶性肿瘤，也就是我们经常说到的大肠癌。

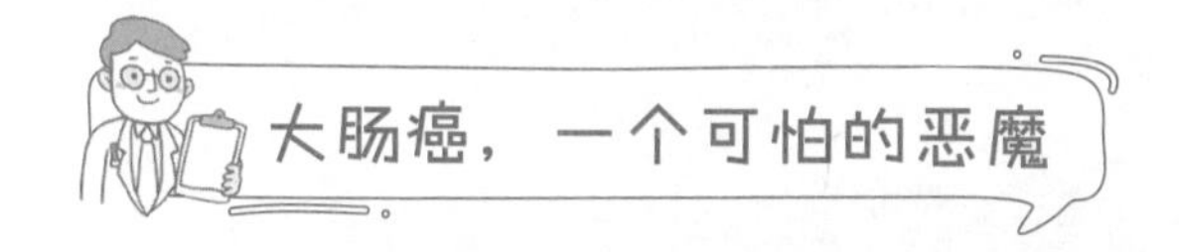

大肠癌，一个可怕的恶魔

大肠癌已经不再是少数人才会碰到的疾病了。根据2017年的《中国肿瘤的现状和趋势》显示，肿瘤已经是中国居民死亡的主要原因了，而大肠癌位列前排，同时它的发病率呈上升趋势。这是一个可怕的现状，必须要引起大家的高度重视。

然而，早期的大肠癌可以没有任何症状表现，不会对你的生活有影响，它就是一个躲在阴暗处的隐形恶魔，悄悄地破坏着健康的身体，要是不做肠镜和一些专科检查的话，你根本就发现不了它的存在。

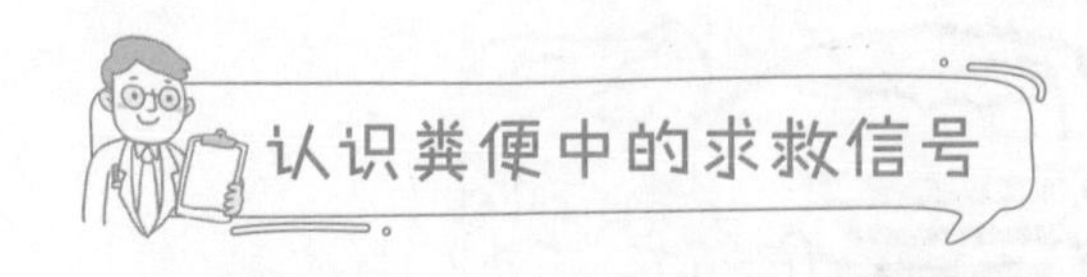

当肿瘤在你的肠道里生长到一定程度，就会表现出一些症状，表现出一些异常的特征，而这些症状和特征就是我们说的求救信号。

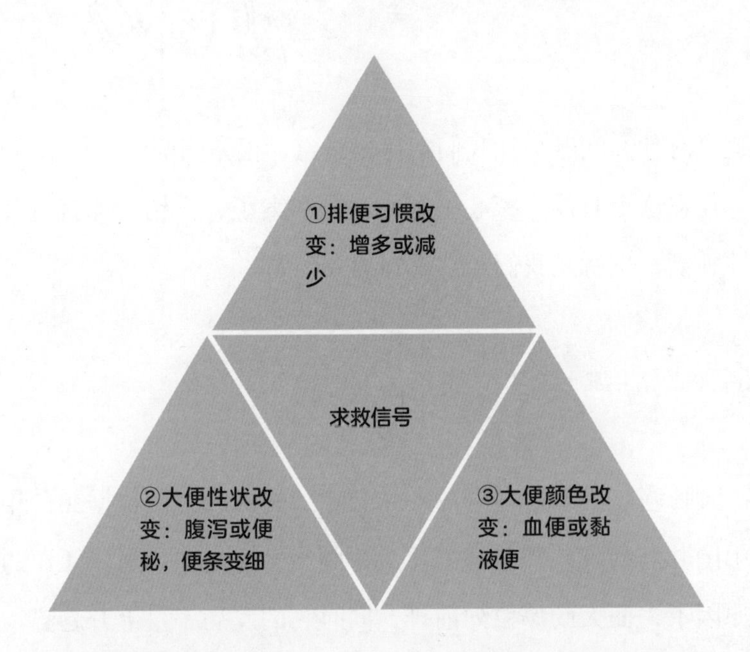

当然，这些求救信号不是说偶然出现过一次就提示身体有问题，这种一过性的症状很多健康人都有可能出现，我们要强调的是：在没有什么诱因情况下症状出现及持续一段时间，或是反复地出现，就提示肠道出现了问题，不能再放任它不管了，大家应当高度重视。

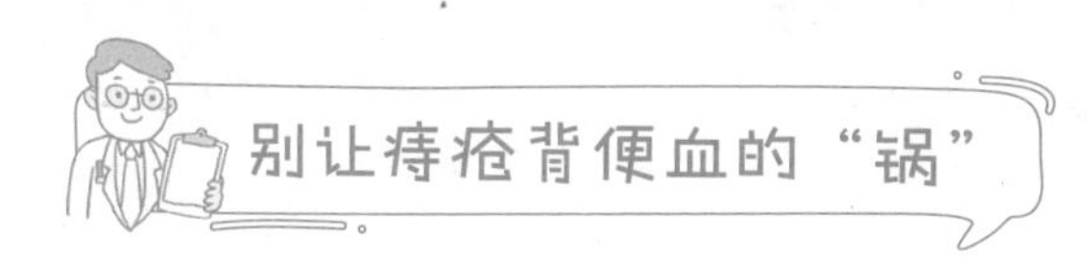

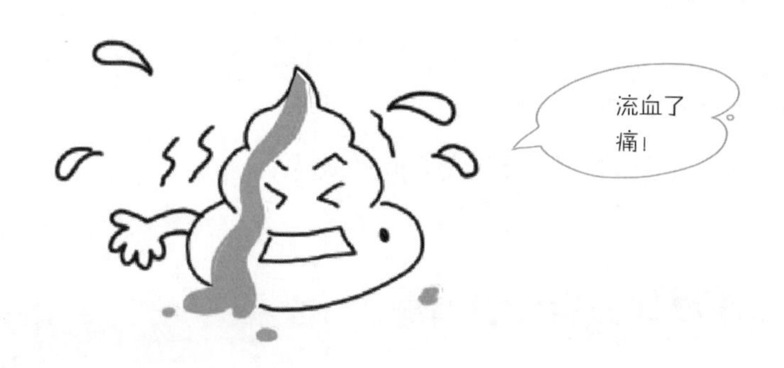

很多疾病会导致大便带血，其中最常见的就是痔病了。但是当你发现你的粪便中夹带有血的话，就不要想当然地以为自己是有痔疮，认为出血没什么大不了，自己胡乱买些痔疮药对付，这往往会耽误病情。因此大家要重视便血的情况，它可能意味着肠道肿癌、消化道出血等严重疾病的发生。

很多的疾病都是因为大家不重视和忽视才一步一步发展到不可挽救的地步。

因此，当你的粪便里出现上面这些求救信号时，一定不要坐视不理，“过一段时间可能就会好”的想法会让病情进一步加重。“早发现，早治疗”，才能为你的健康保驾护航，身体比什么都重要，健康比什么都宝贵，不是吗？

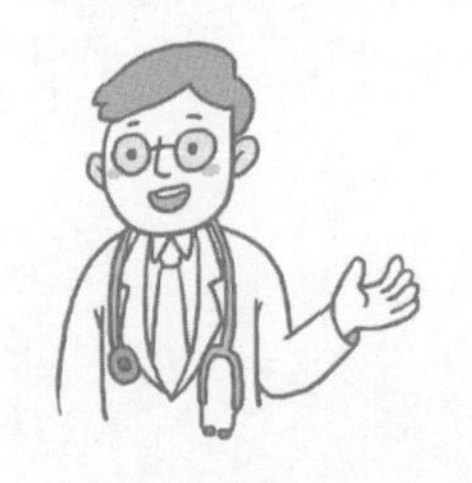

粪便颜色里的秘密

现在，我要和大家聊一个重口味的话题——粪便的不同颜色及这些不同颜色的粪便和健康之间的关系。

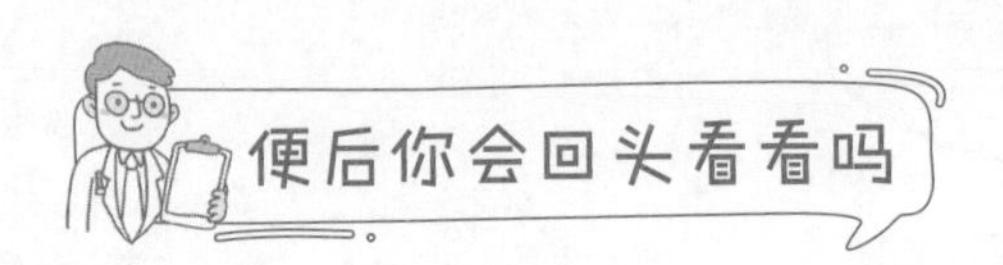

开始这个话题之前，我先做一个小调查：有多少人会在自己方便完后回头看一看自己大便的性状和颜色?

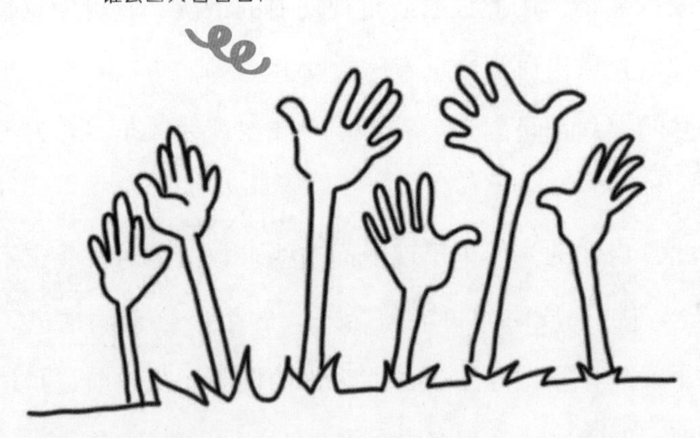

根据在日常工作中的询问了解，坚持这个行为的人并不在多数，甚至有人还告诉我："咦，谁还会看那臭烘烘的东西呀，方便完以后就赶紧冲掉了。"我想这个回答也代表了很多人的想法。

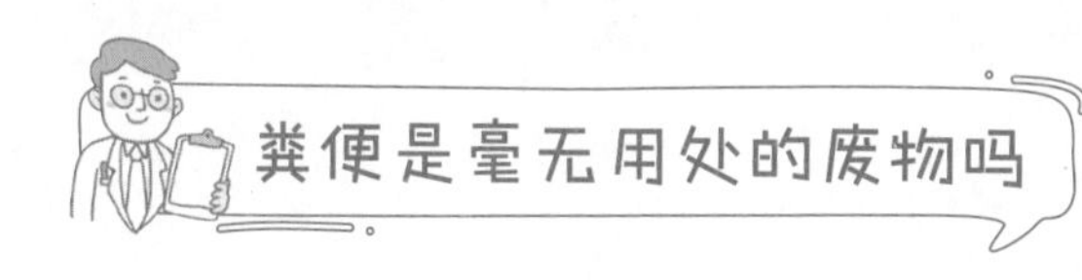

粪便是毫无用处的废物吗

看来大家都把粪便等同于垃圾来对待了，多看一眼的想法也没有，更别说去发现粪便中关于身体健康情况的信息。

但是，我想跟大家说，粪便可不能简单地被当作废物来看待，虽然它是人们不能再吸收的东西，可它也有着一些不可替代的作用，最近就有拿健康人的粪便做药物的研究。

对于我们普通百姓来说，粪便也有着一些很直观的价值，就是它的形状和颜色都提示了你身体的健康情况。

有人可能会提出疑问，不相信那些每天被“鄙视”的东西有这么大的作用。

那我就好好和大家聊聊关于粪便颜色的那些事儿，教大家学会对粪便“察颜观色”，可以做到一眼读懂大便。

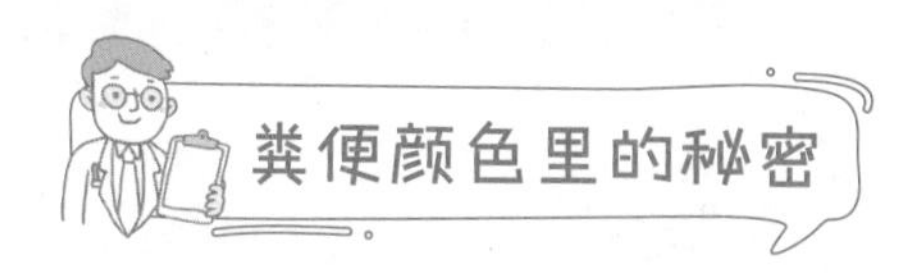

粪便颜色里的秘密

首先，正常粪便的颜色一般是淡黄色或棕黄色，这是由胆道排到肠道的胆汁的多少来决定的。

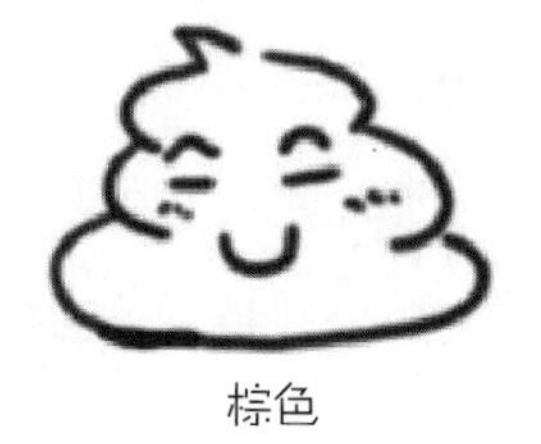

棕色

当然，即使是身体健康的人，粪便的颜色也不会一直保持不变，而会根据你饮食情况及有没有吃什么特别的东西而改变，当你恢复正常的饮食后粪便颜色也会恢复正常。但是如果你的粪便出现下面这些颜色变化时，那就需要引起重视了。

黑便

一些正常的饮食会导致黑便的出现，如食用猪血、鸭血及黑芝麻等，或者是因为服用一些特别的药物，如治疗贫血的铁剂及某些中药等。但是，因为这些原因而出现的黑便多会在停止服用相关食物及药物后就不再出现。

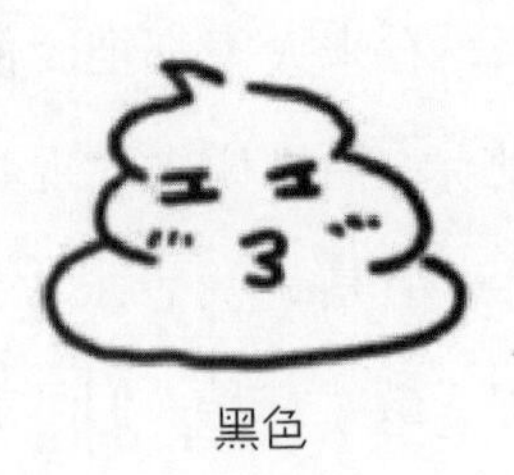
黑色

如果没有这类食物和药物的影响，那么黑便一般是由于上消化道出血导致的。上消化道主要包括口腔、咽、食管、胃、十二指肠，而出血的最常见原因有胃、十二指肠溃疡、食管胃底静脉曲张破裂、急性糜烂性胃炎和胃癌等。所以反复黑便就说明你的消化道已经出现了相关问题，一定要高度重视，不能再拖延和犹豫了，请及早到医院去检查治疗。

红色便

同样，一些食物和药物会导致红色便的出现，例如吃了西瓜或者火龙果后就可能出现红色便。

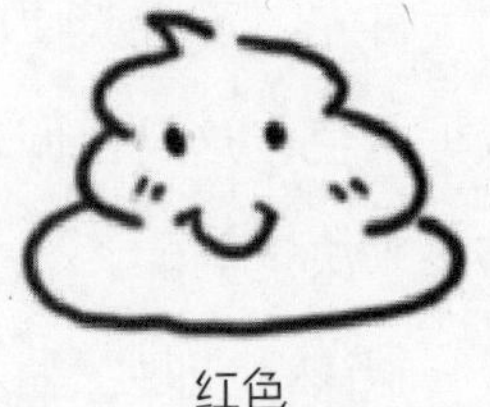
红色

如果排除这些因素后，粪便颜色变为鲜红色或暗红色，就提示可能是中消化道或下消化道出血，因为小肠出血的情况并不是十分多见，所以出血部位主要是结直肠和肛门出血。有的时候是粪便表面带血，有的时候是粪便和血混在一起。尽管这些不同情况可能提示肠道不同部位出现了问题，但是不管怎样，红色便可能说明你的消化道有出血，提醒你该去医院找专业医生去看看了。这时可不要自己想当然地认为红色便就是痔疮出血而把病情耽误了，痔疮事小，但肠癌事大呀。

陶土样便

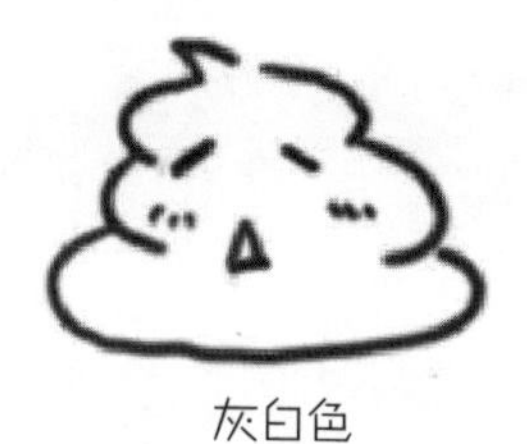
灰白色

一般正常人不会出现灰白色陶土样的大便，当出现这种情况时，多是因为胆道内受阻或胆道外受压，使得胆汁不能正常通过胆道进入肠腔，因此就出现灰白色陶土样的大便。如果出现灰白色陶土样大便的同时还伴有全身其他症状表现，例如黄疸，就往往提示病情急、病情重，需要马上到医院寻求帮助与治疗。

绿色便

绿色

绿色便会因为食用了比较多的含绿色素食物而出现。除此之外，绿色便可能由消化不良、肠道功能紊乱、菌痢等引起。

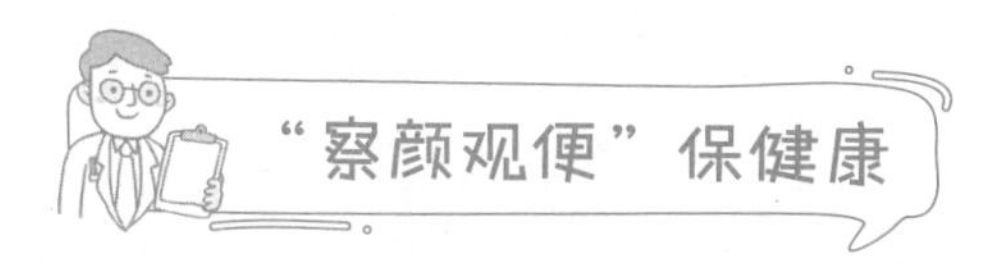

看到这里，大家是不是该相信粪便不是能忽视的废物了？是

不是发现自己学会了很多知识，知道了粪便的颜色里隐藏着这么多的健康信息？

要知道，身体是很神奇的，很多小细节都会透露出一些有用的信息，这就需要我们仔细观察，及时了解身体的健康情况。

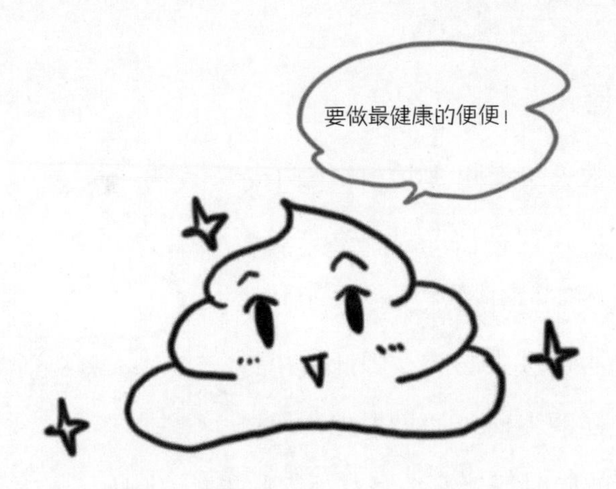

所以，当你或者周围的亲戚朋友出现上述粪便颜色改变的时候，可不要当成一个无关痛痒的事情，也不要因为怕麻烦而等它自行好转，要赶紧到医院找医生瞧瞧，不然到时候“怕麻烦”可就要变成“真麻烦”和“大麻烦”了。

“难舍难分”的便秘

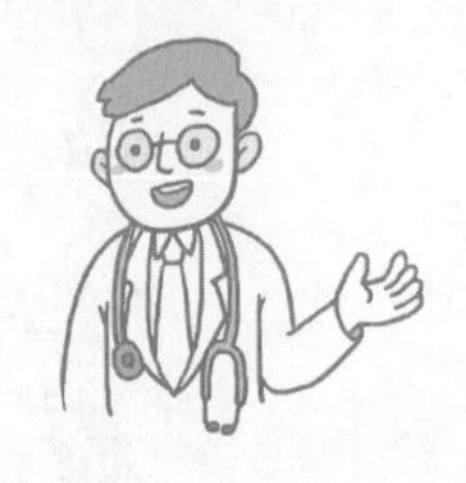

便秘，我们有办法

医生，我今天排便比较辛苦，是不是便秘啦？

医生，我平时两天一次排便，这是不是不正常，是不是便秘了？

医生，我的大便比较干，不是不便秘了？

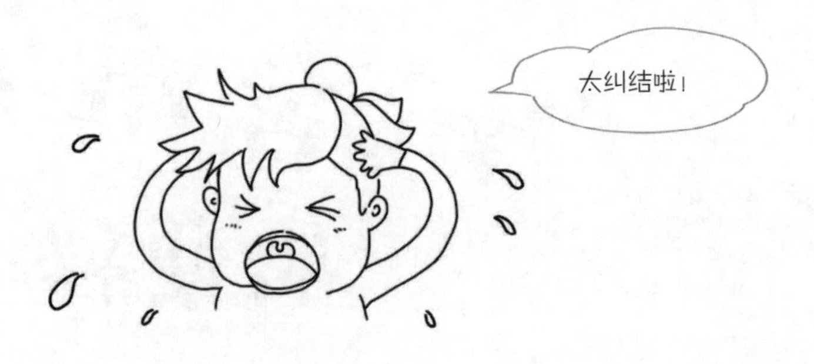

你是不是总是怀疑自己有便秘？

你是不是也总是问着医生上面这些问题？

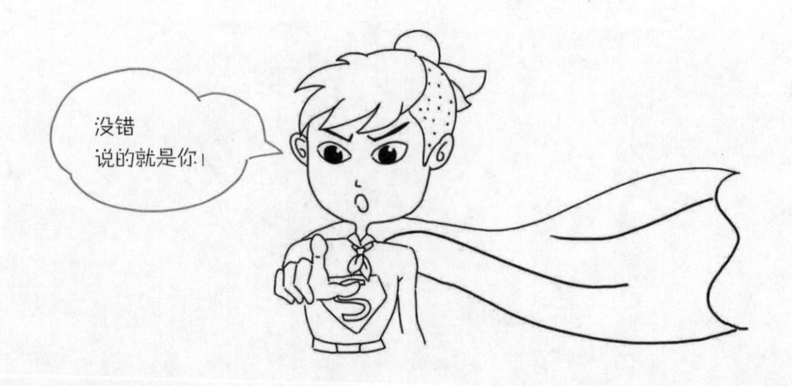

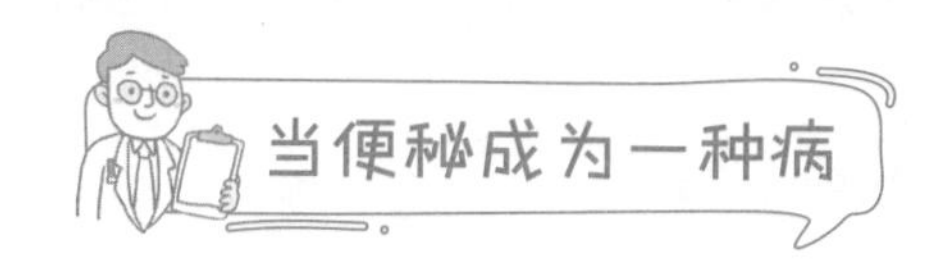

作为肛肠科的医生，总会有患者向我询问上述问题，似乎便秘已经与他们“难舍难分”。

然而，便秘真的是那么简单而又普遍的一个问题吗？

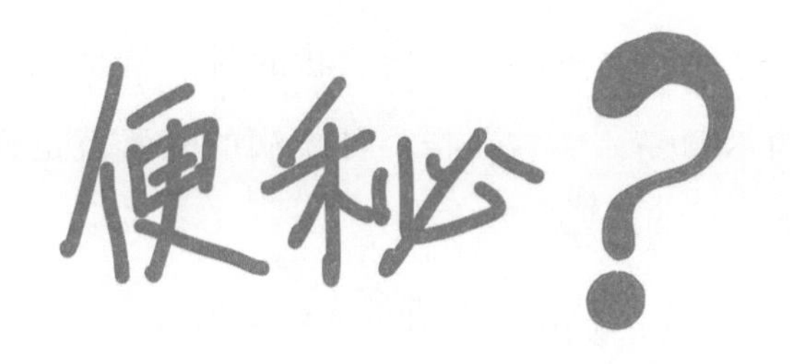

当我反问他们：你了解便秘吗？你知道什么情况才算是便秘吗？很多人就会顿时哑口无言，说不出个一二三来。

作为肛肠科的专科医生，一个每天和粪便打交道的“通便达人”，我同大家科普便秘的一些基本知识就显得十分有必要了。

首先，我们要知道，便秘不仅是指一种疾病，也是一种症状。

这句话听起来是不是有些拗口，是不是不能很好地理解。没关系，我们来举个例子，比如说“木头”这个词，它既可以说这个东西是木头，也可以形容一个人像木头一样一动不动、反应呆呆的。

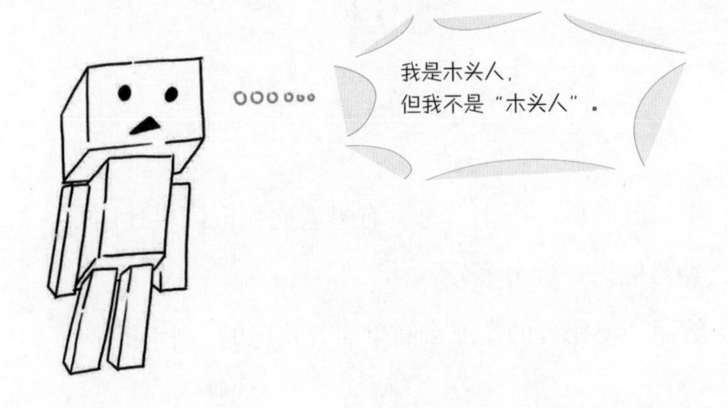

同样的道理，“便秘”在指症状的时候就是说大便不好解或者是解的不顺畅，而它在指一种疾病的时候就是说这种“不好解”的状态长期存在。

排便作为“吃喝拉撒睡”五件大事中的一件，是人们几乎每天都要面对的事。人在漫长一生的排便过程中或多或少都会出现便秘，所以不用纠结，不用疑惑，谁都有过便秘的经历。

可当便秘成为一种疾病，这就是一个完全不同的概念了。

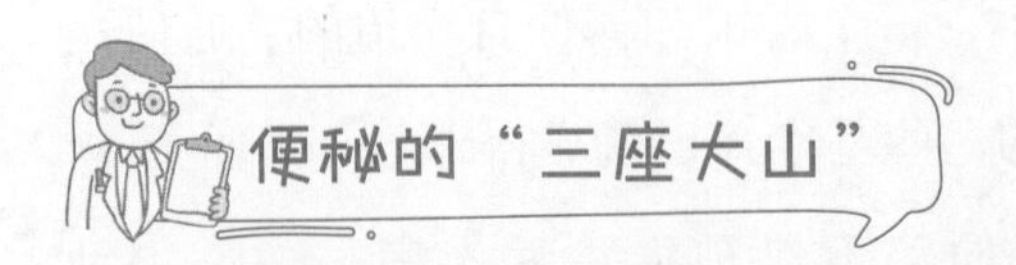

便秘的“三座大山”

便秘被诊断为一种疾病，可不是随便几个人坐在会议室里敲一敲黑板举手表决通过的，而是有着严格标准的。

那我们来看看便秘的诊断标准是怎么样的。

能诊断为便秘的主要症状是排便次数减少、粪便干硬和（或）排便困难。光这样讲定义可能大家不好理解，我们分解这三个症状，把它看成是“三座大山”。

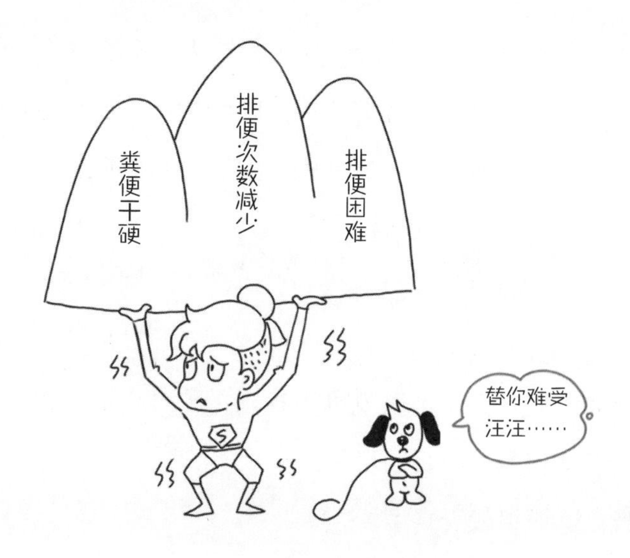

第一座大山：排便次数减少。它是以1周（1个星期）为时间点去衡量的，就是每周的排便次数少于3次。

第二座大山：粪便干硬。这个难以用文字形容，我们看图就一目了然，下图中打钩的就是指那些粪便干硬的情况。

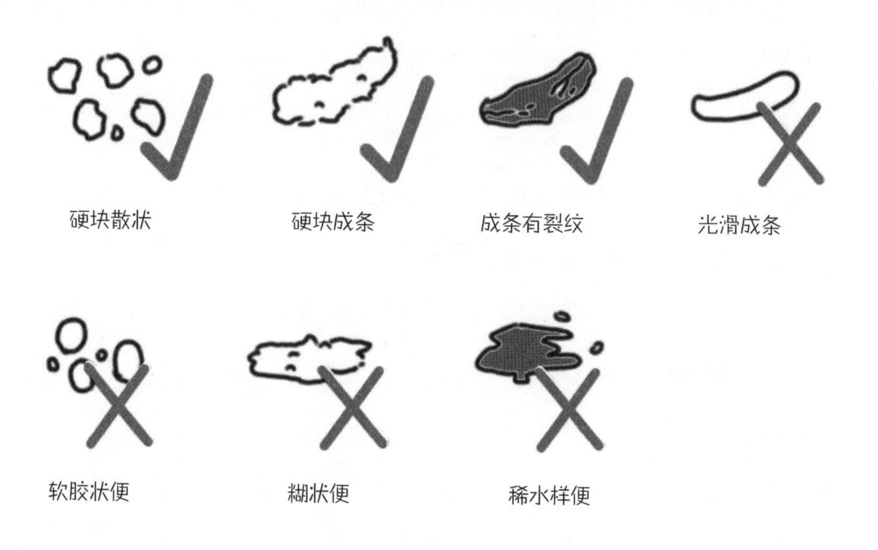

第三座大山：排便困难。这个很多人都深有体会，就是用尽了所有的力气都没有那种“爽快”的感觉，主要包括排便费力、排出困难、排便不尽感、排便费时及需手法辅助排便。

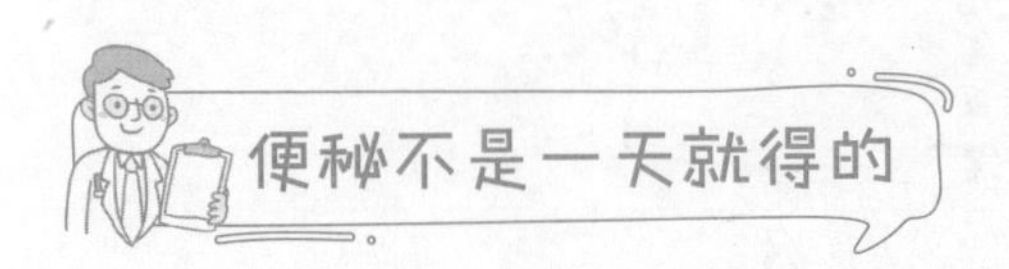

便秘不是一天就得的

看到这里，你是不是就以为找到了苦难生活的根源了？就以为揭开了便秘的庐山真面目了？

错，这样想就天真了。

俗话说，“真的猛士，敢于直面惨淡的人生”，便秘患者就是“猛士”，要直面“惨淡的人生”，这种“直面”不是一时一刻，而是经年累月。从这里我们就能知道，我们所说的便秘是个慢性疾病，是要有一个病程的，不是一发病就算是得病了。便秘的病程至少要有6个月。

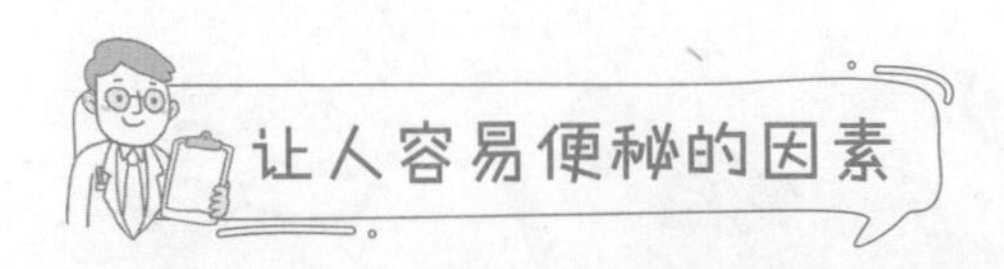

让人容易便秘的因素

现如今，随着饮食结构改变、生活节奏加快和社会心理因素影响，慢性便秘的患病率呈上升趋势。

根据调查，我国成人慢性便秘患病率为4%～6%，并随着年龄增长而升高。60岁以上人群慢性便秘的患病率可高达22%，而且女性患病率高于男性。加之我国人口数量大，老年人比例高，便秘可不是少数人的问题，而是有着广泛的“群众基础”。

那便秘跟哪些因素有密切关系呢？

调查发现：

（1）便秘在农村发病率高于城市。

（2）生活在人口密集区、工作压力大的人容易便秘。

（3）长期滥用泻药的人容易便秘。

（4）喝水少的人容易便秘。

（5）低纤维素食物饮食的人容易便秘。

（6）女性相较于男性容易便秘。

（7）受到焦虑、抑郁及心理创伤等精神心理因素影响的人容易便秘。

可见，想要避免便秘，生活习惯的调整、生活环境的改善是预防及治疗的第一步。

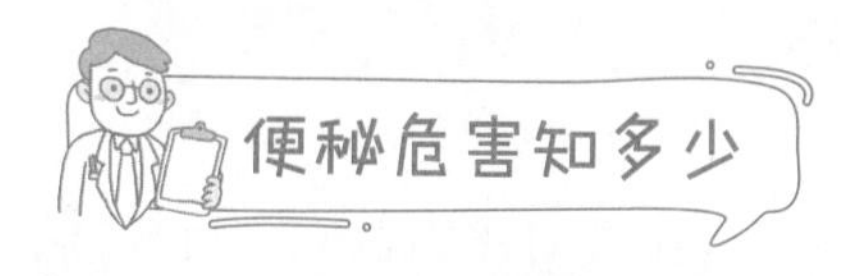

说了那么多，那便秘到底对人体有什么样的危害呢？

引起及加重肛门直肠疾病

粪便停留在肠道的时间过久使得粪便干硬，进而排出困难及排便时间增加，导致肛门直肠疾病（如痔、肛裂及直肠脱垂等）的出现或加重。很多便秘患者往往伴有严重的肛门直肠疾病，生活十分辛苦，真的是可以用“雪上加霜”来形容。

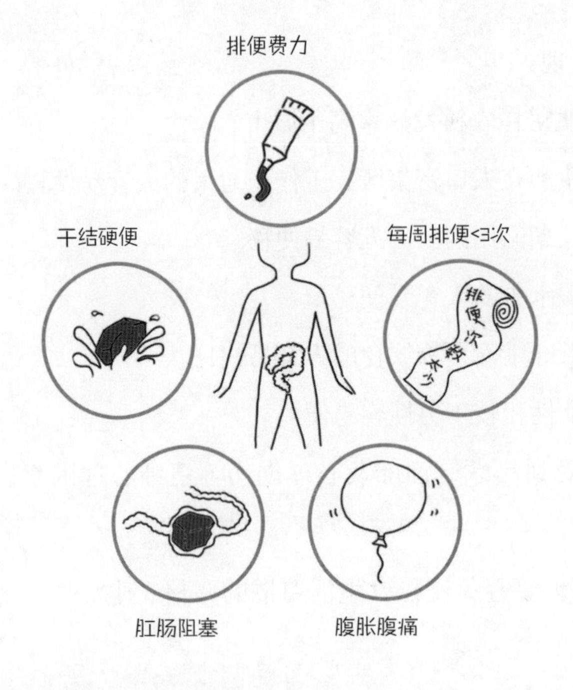

诱发和加重心脑血管疾病

伴有心脑血管疾病的便秘患者，若排便时用力过大，可导致血压升高，容易诱发脑溢血、心肌梗死等情况出现。在患有急性心肌梗死、脑血管疾病时，过度用力排便甚至可导致死亡。

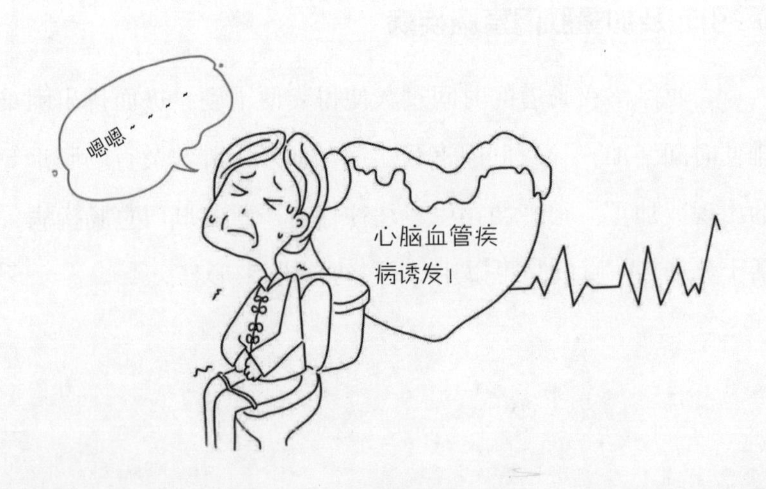

诱发器官病变

慢性便秘在结直肠癌、肝性脑病、乳腺疾病、阿兹海默病等疾病的发生中可能起重要作用。

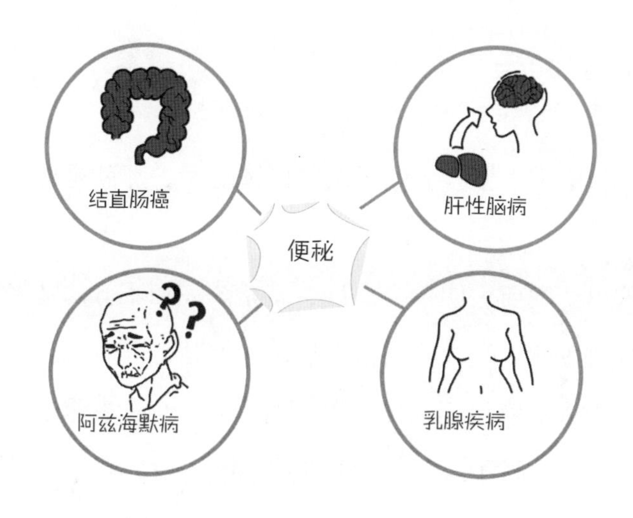

诱发心理疾病

有研究显示，慢性便秘可能是某些心理疾病的诱因。

长期的排便次数少、排便困难及排便不尽感会让患者处在一个焦虑状态中，每天的生活关注重心都在排便这个事情上，严重影响生活质量。

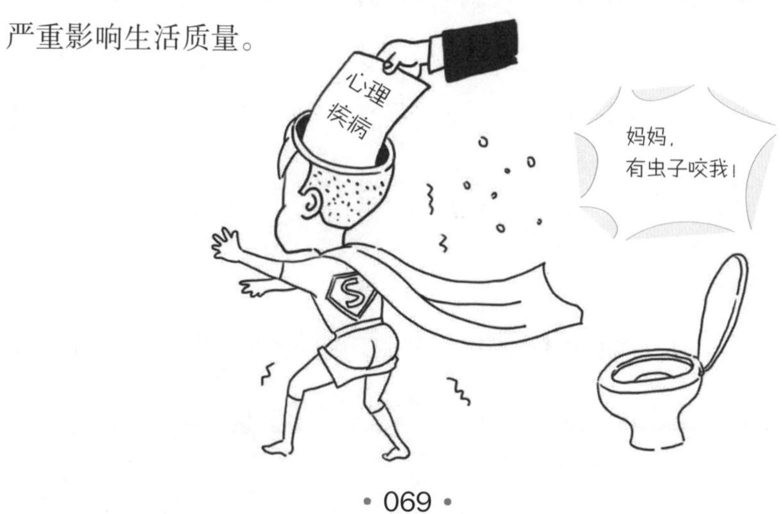

看到这里，大家应该明白了，便秘可不是小问题，更不是一个能被忽视的问题。尤其是当伴随一些基础疾病时，你对便秘的不关注可能就是对生命的不重视。

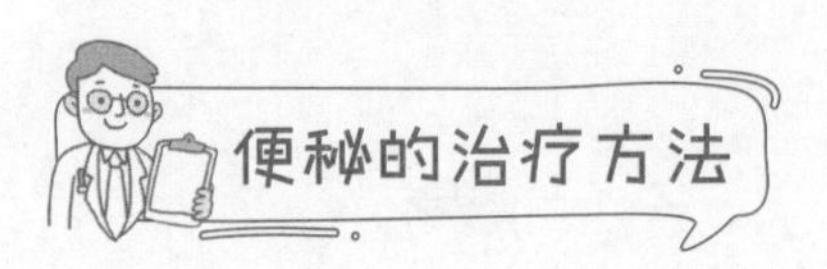

便秘的治疗方法

说了这么多，该到大家最关心的地方了，那就是便秘的治疗方法。

在这里，我要表明一个态度，就是“一切不分病情轻重缓急和便秘类型就叫你吃泻药的行为都是不负责任的”。

每一个人的病情不一样，正所谓“一千个读者眼中就有一千个哈姆莱特”，同样，一千个便秘患者也有多种不同的情况。

针对便秘的总体原则是：

①个体化的综合治疗，包括推荐合理的膳食结构，建立正确的排便习惯，调整患者的精神心理状态。

②对有明确病因者进行病因治疗。

③需长期应用通便药维持治疗者，应避免滥用泻药。

④外科手术应严格掌握适应证，并对手术疗效作出客观预测。

看上面这些原则是不是觉得很官方很教科书，看不懂？那我就来给你一一解读。

调整生活方式

“推荐合理的膳食结构，建立正确的排便习惯，调整患者的精神心理状态”，这是要告诉你要调整生活方式。

那什么是好的生活方式呢？

1 调整饮食结构

以“食品金字塔”为基础调整自己的饮食结构，增加纤维素和水分的摄入，推荐每天摄入膳食纤维25～35g、每天至少饮水1.5～2.0L。

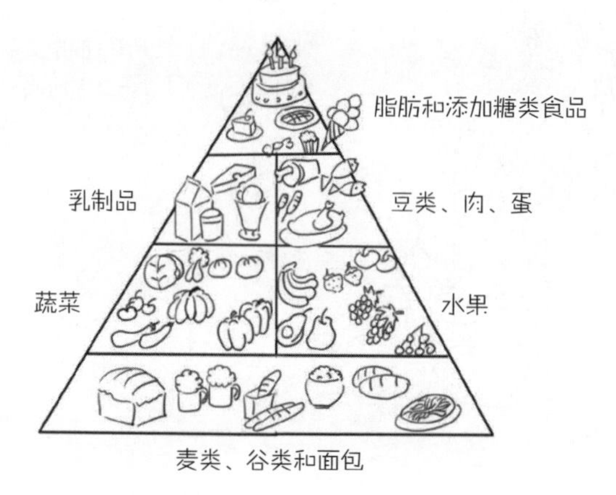

2 适度运动

适量的运动对肠道蠕动有帮助，尤其对久病卧床、运动量少的老年患者更有益。

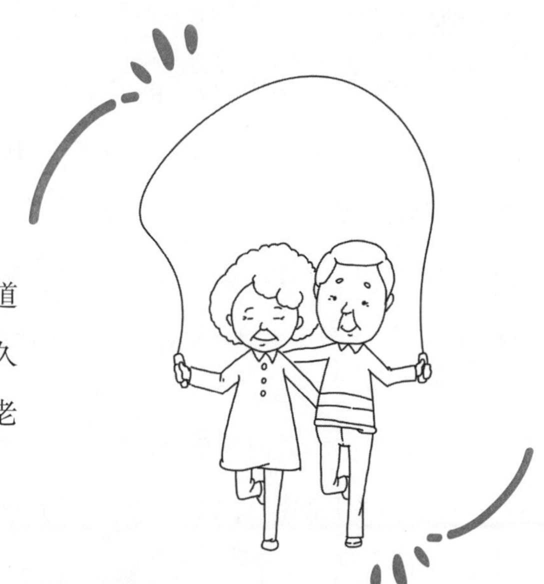

③ 建立良好的排便习惯

大肠活动在晨醒时和餐后最为活跃，建议在晨起或餐后2h内尝试排便，排便时集中注意力，减少外界因素的干扰，切不可玩手机看报纸，只有建立良好的排便习惯，才能真正完全解决便秘问题。

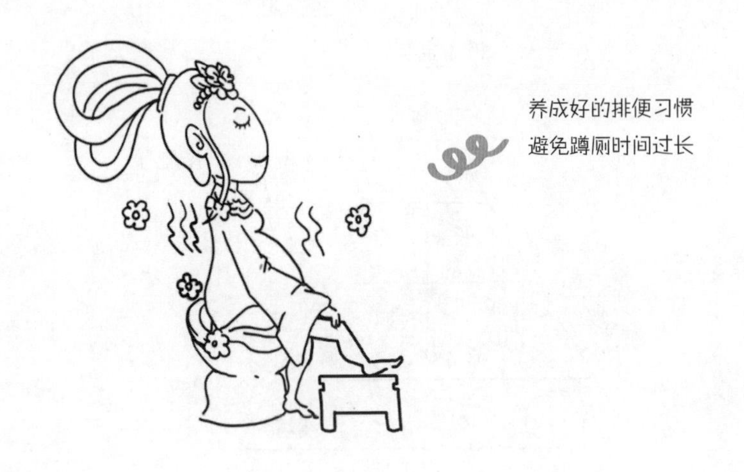

对因治疗

“对有明确病因者进行病因治疗”，这就是所谓“治病求本”，找到根源才能有好的治疗效果。慢性便秘的常见病因包括功能性疾病、器质性疾病和药物导致，要想知道自己是哪些因素导致便秘的，就需要去医院找专业医生帮助了。

不滥用泻药

“需长期应用通便药维持治疗者，应避免滥用泻药”，这就告诉我们凡事有个度，滥用药物只会加重病情。那该怎么样选择通便药物呢？在本书中有一节专门讲解这个问题，在这里就不过多赘述了。

手术治疗

最后，我们就要提到手术治疗了。真正需接受外科手术治疗的慢性便秘患者尚属少数。当患者症状严重影响工作和生活，且经一段时间规范的非手术治疗无效时，可考虑手术治疗，但必须具备手术适应证。

看到这里，大家的脑海里应该对便秘有着更具体的认识了。其实便秘不可怕，可怕的是不去干预它，更可怕的是急病乱投医。所以，如果认为自己便秘了，就要去医院找医生来帮你治疗，“出现问题，解决问题”，才能让我们拥有健康的身体。

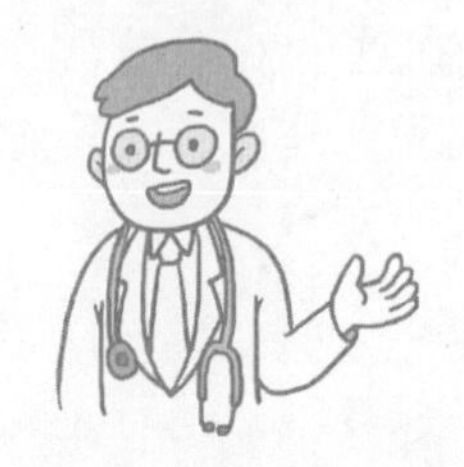

宿便？不存在的

宿便，不知道从何时起，变成人们生活中一个耳熟能详的词汇，也让很多人开始谈宿便色变。

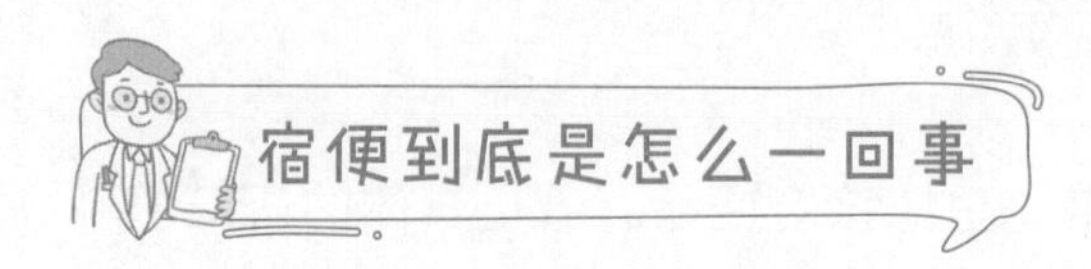

宿便到底是怎么一回事

在肛肠科工作了20多年的我，第一次听到这个词也是一头雾水，更别说要去跟大家解释宿便是怎么回事。

为此，我特意去学习了下什么叫宿便。

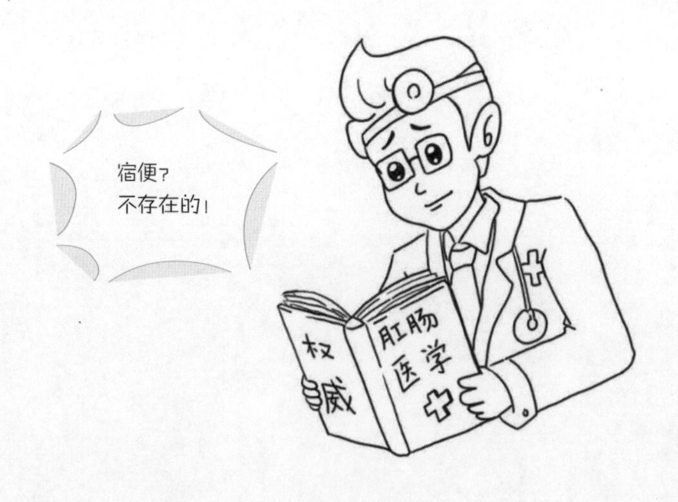

在权威的医学资料里，并没有宿便这个概念。虽说宿便不是医学上的定义，但是大家又都对它感到畏惧，看来此事必有蹊跷。

于是我又在网上搜索了下，根据网络上的解释，所谓宿便，就是存在于体内的尚未排出的粪便，也就是那些积攒的粪便。联系“宿醉”的意义，我们很多人会自然地将宿便的意思理解成是前一天未排出的粪便。

然而，单这个概念就容易误导不明真相的群众。我们要知道，食物从嘴里进入，经过消化道的消化吸收再成为粪便是需要一个漫长的过程的，至少需要一天以上的时间。因此，粪便可不是一天就变出来的，也不存在以昨天和今天为界限来区分粪便，所以宿便这个概念也就无从谈起了。

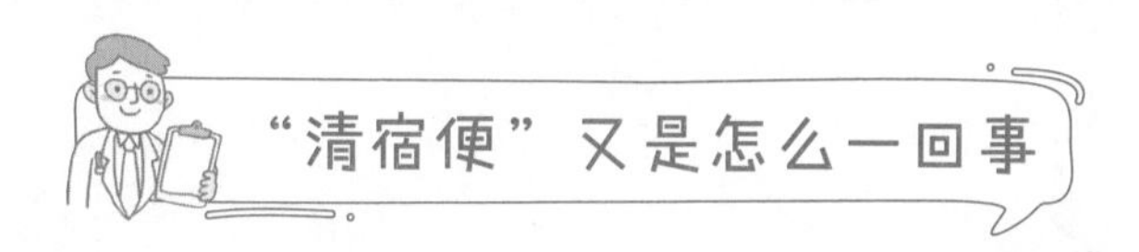

“清宿便”又是怎么一回事

对于健康的人来说，只要排便习惯正常且规律，就不用担心所谓宿便的危害。

那么，广告里常说的“清理宿便”神奇效果，到底又是指什么呢？

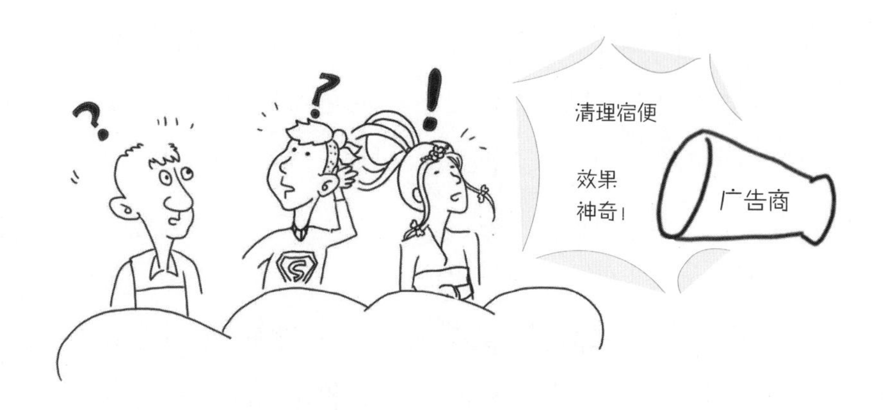

我又去网上搜索了下，发现很多营销广告反复强调宿便的症状主要是：总有没排完的感觉，排便时觉得不顺畅，感觉腹痛或腹部不适……

看到这里，我就明白了。

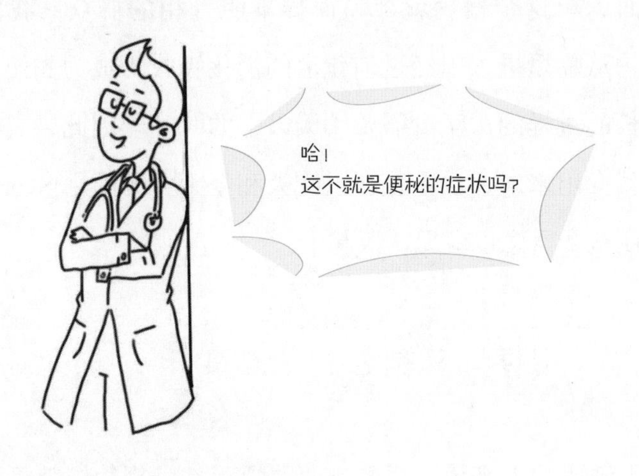

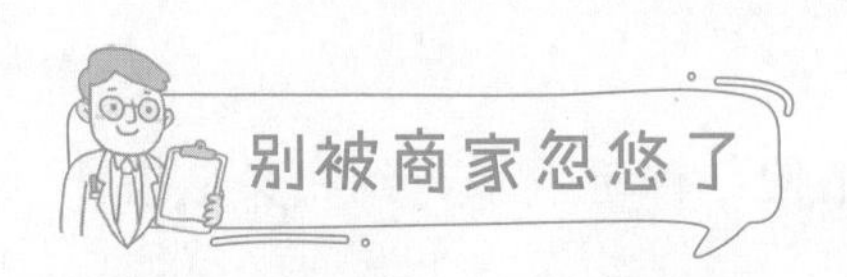

这些商家是“新瓶装旧酒”，偷换了概念，他们把便秘进行一番包装，用“宿便”的新模样推广出来，通过大量的广告去普及这个概念。为什么要这么做呢？动机其实也很简单：便秘不常有，而所谓的宿便可是人人都有的。只有这样，他们才能把自己的产品销售给更多所谓需要的人。

接下来，广告就要隆重推出他们的产品，那些有着种种好处的保健品，可以把之前广告里提到的那些问题统统搞定，让大家仿佛是抓到救命稻草一样，去抢着买他们的产品。

作为一名专科医生，我又去查了查他们的产品成分，发现这些产品都含有大黄、芦荟、番泻叶等药物。这些药物可不是普通的药物，它们都是刺激性泻药，并不能随意使用（在“别再乱给肠子‘洗澡’”一节中，会讲到刺激性泻药的危害）。

看到这里，我们就应该要清醒过来，心里默默地对他们说“忽悠，接着忽悠”。这些商家并不是真的好心告诉你如何“清理宿便”，而是想卖他们的通便产品，他们不择手段地让更多的人紧张起来，是为了制造恐慌，好让大家都去买他们的东西。

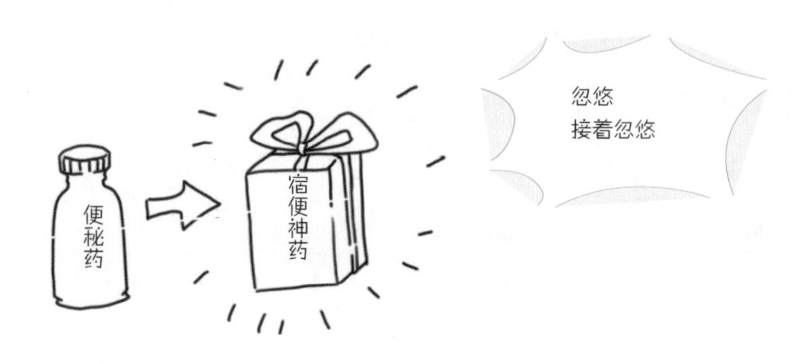

广大群众一定要擦亮眼睛，不要被这些营销广告所蒙蔽，不要费了钱财又伤害了身体，这就得不偿失了。要明白那些广告里所谓的药物，大多都只能算保健品，没有宣传的那么神乎其神，甚至可能伤害你的身体。

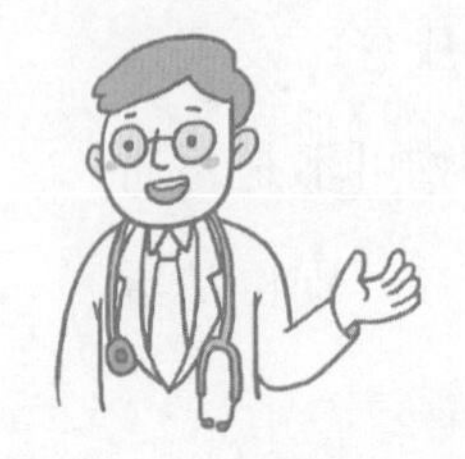

宝宝便秘别着急

不就是便便的问题嘛，怎么就这么难呢？

看着宝宝便便那么辛苦，真的是急得团团转。

不要轻视宝宝的便秘问题

这是很多家长会跟我诉说的烦恼，宝宝的事情那可都不是小事。宝宝便秘是很多宝爸宝妈经历过的烦恼，这也是宝宝在儿童期容易出现的一个常见问题。

有数据显示，多达30%的儿童受到便秘的困扰，有3%～5%的儿科患者就诊原因是便秘。

我们要知道，超过95%的1岁及以上儿童的便秘是功能性便秘，也就是因为宝宝成长发育过程中因为功能性方面问题而出现的便秘。尽管目前专家认为这个问题会随着儿童年龄增长而改善，但是不早期干预的话可能导致一些并发症的出现，例如肛裂、忍便不排和大便失禁等。

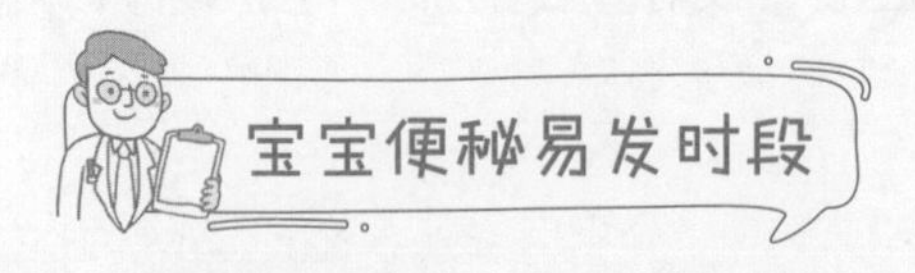

宝宝便秘易发时段

宝宝的便秘并不是毫无规律的，而一般会在特定的时间段内出现。那宝宝容易发生便秘的时间段都有哪些呢？

通常来说有这样几个时间段。

宝宝饮食调整（开始摄入固体食物或牛奶）时。

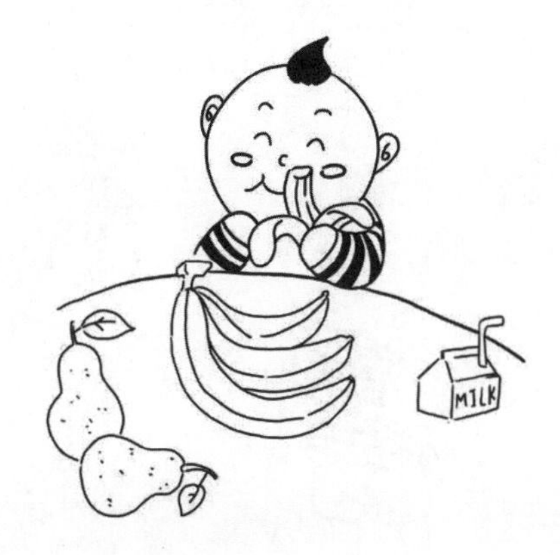

如厕训练时。

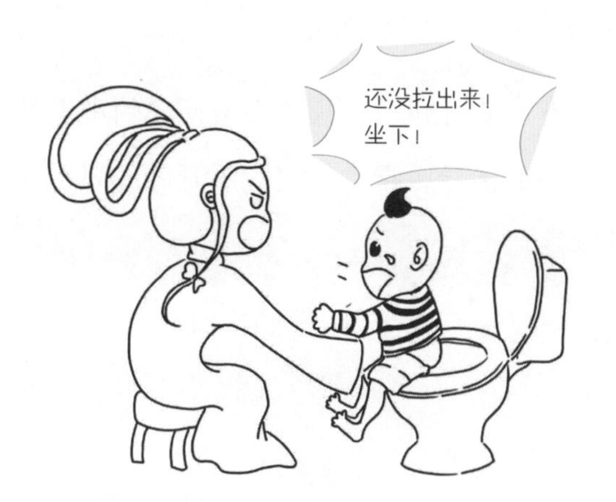

肛门疼痛时。

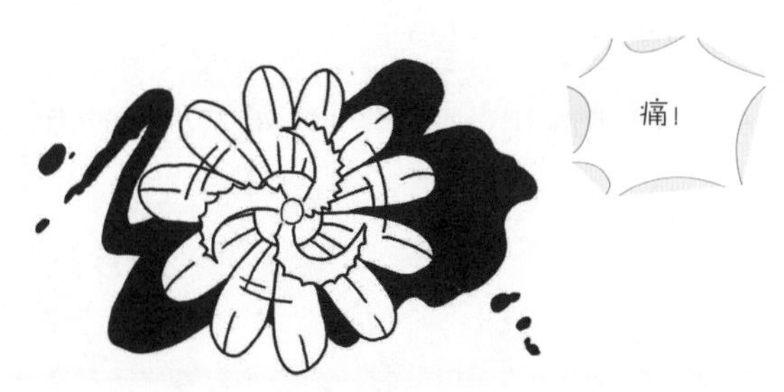

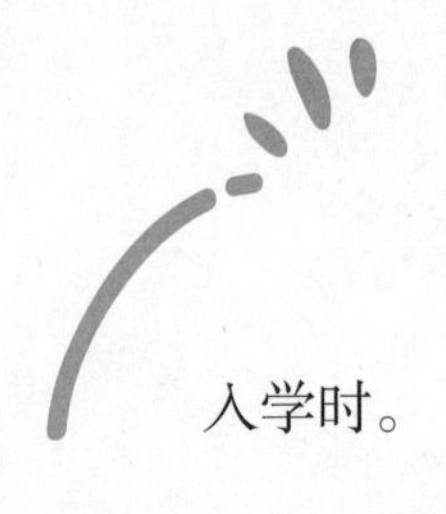

入学时。

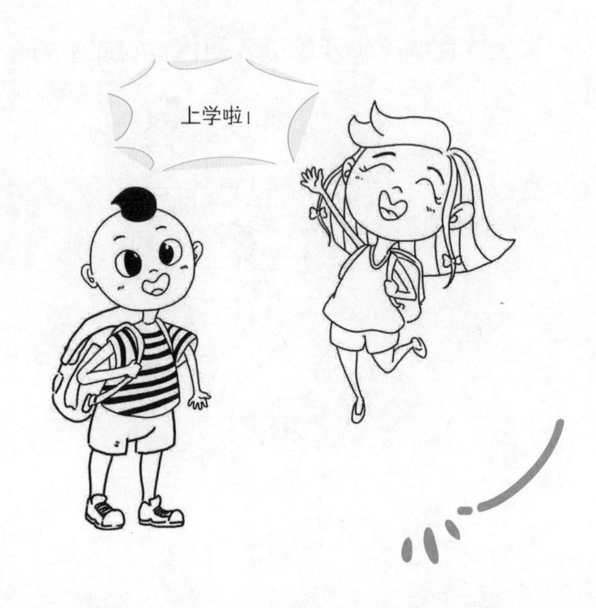

针对这些特定的时间段，预防宝宝便秘的重点是及时进行对膳食和如厕行为的指导，帮助宝宝克服开始的恐惧和困难，从而形成好的排便习惯。

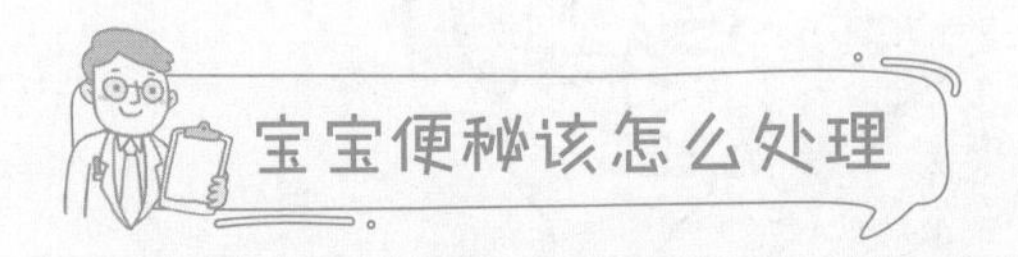

宝宝便秘该怎么处理

根据我的经验，这取决于宝宝的年龄和症状的持续时间。总的来说，治疗方法可以概括为三招：①改变膳食；②教育和改变行为；③药物治疗。

这些方法单用或联用。同时，针对不同年龄段的宝宝也有不同的侧重点。

年幼儿童

1 改变膳食

要增加宝宝的膳食纤维摄入，如果摄入的膳食纤维量不足，可使用纤维补充剂。同时可以让宝宝适量多喝水。

2 使用轻泻剂

对于有忍便不排行为、排便时疼痛而导致便秘的，可以使用聚乙二醇进行初始治疗。如果没有聚乙二醇，乳果糖应为通便药的首选。

3 如厕训练

对宝宝采用一种放松的“以儿童为中心”的如厕训练方式，避免宝宝出现恐惧。同时，父母也要鼓励宝宝使用学校的厕所。

4 药物辅助

如果出现肛裂等问题而使得排便时疼痛，可局部应用凡士林胶浆来辅助排便。只有缓解排便时的疼痛，才能让宝宝不会畏惧排便。

婴儿

对于还没有开始进食固体食物的宝宝，可向配方奶粉中加入不能消化、有渗透活性的碳水化合物来治疗便秘，由少到多地逐步调整至合适的剂量，诱导宝宝每天排便。如加入含山梨醇的果汁（如苹果汁、西梅汁或梨汁）。

对于已开始进食固体食物的婴儿，可使用含山梨醇的水果泥。为了增加婴儿固体食物中的纤维含量，可用杂粮麦片或大麦麦片替代米粉。

如果直肠内的大便很硬，偶尔可使用甘油栓或用润滑的直肠温度计刺激直肠，从而达到帮助排便的目的。虽然并不是每个儿童都必须每天排便，但如果持续存在排便困难或排便疼痛，采取措施来软化大便并增加排便频率是必不可少的。

同时，宝妈宝爸们一定要细心关注宝宝的排便情况，如果上述方法改善宝宝便秘的效果不明显及有其他的疑问，可向专业医生寻求进一步的帮助，避免耽误宝宝的治疗。

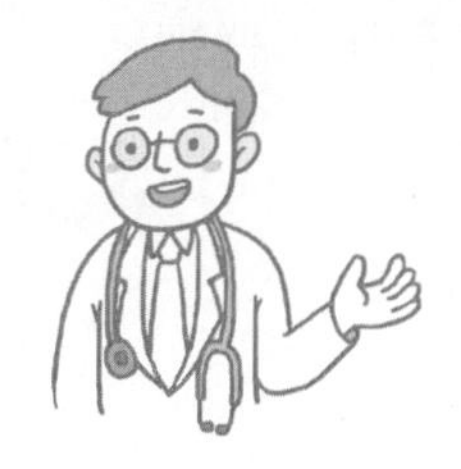

别再乱给肠子“洗澡”

“你的肠子该洗澡了”“快给它洗洗澡吧”……经过反复狂轰滥炸式的播放，这些已经是大家伙耳熟能详的广告语了，伴随而来的还有广告中反复提及的“清除宿便”“排去肠毒”等功效的重要性，最后，整个广告的核心就隆重登场了——含有芦荟的胶囊、可以排毒养颜的胶囊、减肥又排毒的颗粒等等，它们将帮助购买的人一扫肠毒和宿便的危害，让你的肠子如同洗澡了一般干净、健康，让你一身上下轻轻松松。

听起来是不是觉得很过瘾，身体里的脏东西都被带走了，这下健康就不用担心了。

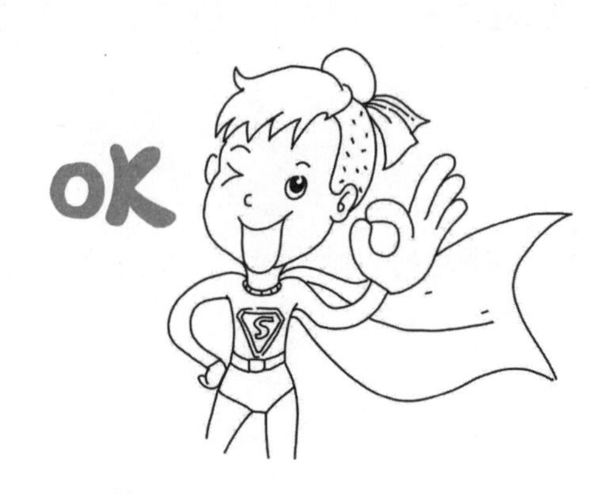

等等，事情真的这么简单吗？

细心的人会发现，这类市场上销售的通便保健品都无一例外都含有大黄、芦荟、番泻叶等药物，说明这类药物有着通便的作用。

但是这些药物可不是普通的通便药，那它们有什么特别之处呢？

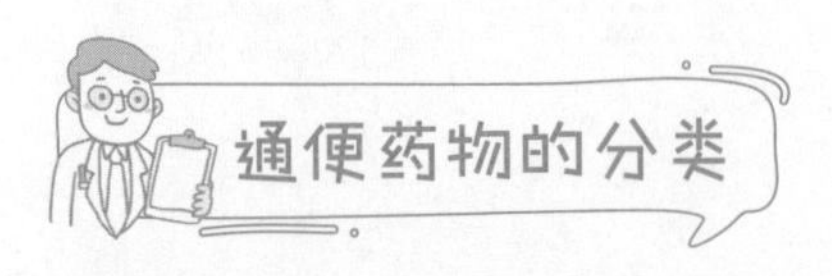

来，我们先看看2013年由国内权威机构制订的《中国慢性便秘诊治指南》中对便秘治疗药物的分类。

容积性泻药（膨松剂）	
作用	通过留住粪便中的水分，使得粪便的含水量和体积增加，变得膨大，达到通便目的。
适用人群	轻度便秘患者，尤其适用于老年人。
代表药物	小麦纤维素。
说明	可加入食物或饮料中服用（汤、粥、牛奶、果汁），每次用200mL左右的液体一起服用。注意：服药时应补充足够的液体。

渗透性泻药	
作用	通过在肠内吸收水分、增加粪便体积、刺激肠道蠕动以达到效果。
使用范围	轻度、中度便秘患者。
代表药物	聚乙二醇、乳果糖。
说明	糖尿病患者慎用大剂量乳果糖。聚乙二醇不良反应少，老人及8岁以上儿童均适用。

刺激性泻药

作用	作用于肠神经系统，增强肠道动力和刺激肠道分泌，减少吸收，促进排便。
使用范围	晚期患者，或经膳食改变或渗透性、容积性泻药治疗无效的患者。
代表药物	比沙可啶、蒽醌类药物（如大黄、番泻叶和芦荟等植物性泻药）和蓖麻油等。

促动力药

作用	作用于肠神经末梢，以增加肠道动力来起到通便的作用。
使用范围	慢传输型便秘患者。
代表药物	普卢卡必利。
说明	严重肾功能障碍及严重胃肠道炎症性疾病禁用。不建议妊娠期间、18岁以下人群使用。

促分泌药

作用	通过刺激肠液分泌，促进排便。
代表药物	鲁比前列酮、利那洛肽（目前尚未在我国上市）。

灌肠药和栓剂泻药

作用	通过润滑并刺激肠壁，软化大便，使粪便易于排出。
使用范围	主要用于粪便干结、粪便嵌塞患者临时使用。
代表药物	开塞露。

益生菌

作用	调节肠道微生态，抑制致病菌繁殖。

看到了吧，没有一种药物可以满足所有便秘患者的需要，那种打着“疗效好，无副作用，可长期服用”口号的通便药物可以被我们打上一个大大的问号了。其中，我们可以看到刺激性泻药中就有大黄、番泻叶、芦荟这些药物。在说要不要给肠子“洗澡”之前，我们先了解一下刺激性泻药。

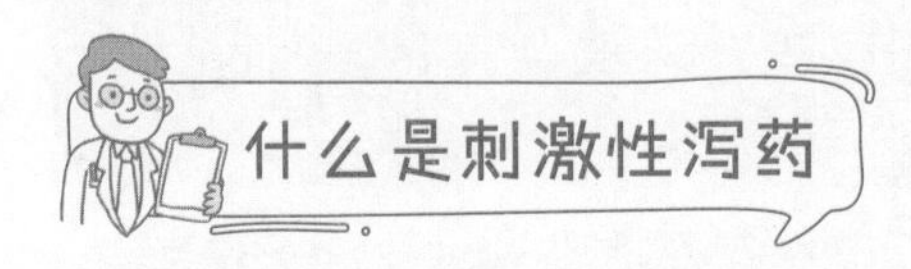

什么是刺激性泻药

所谓的刺激性泻药就是作用在肠道神经系统，增强肠道动力和刺激肠道分泌，包括比沙可啶、酚酞、蒽醌类药物和蓖麻油等，用这类药物就像拿着鞭子不断地抽打飞奔的马，能刺激肠道加速蠕动来通便，这样短期按需服用是安全的，也是有明显效果的。但是，长期这样肯定不行，马儿不能一直奔跑，它会累坏，同样，肠道也是不能一直这样刺激的，长期使用刺激性泻药可能导致不可逆的肠神经损害。

而大黄、芦荟及番泻叶等药物就是蒽醌类药物，这是一类刺激性泻药，不可长期使用，不然可能导致不可逆转的损害，进而适得其反地加重便秘症状。所以市场上我们看到的听到的那些泻药，在开始服用的时候有疗效，但随着服用时间的延长，药物开始损害肠神经，患者往往会出现需要增加药量才能达到效果的情况，这就适得其反了。

同时，权威指南中指出长期使用蒽醌类泻药可致结肠黑变病。那么什么是结肠黑变病呢？

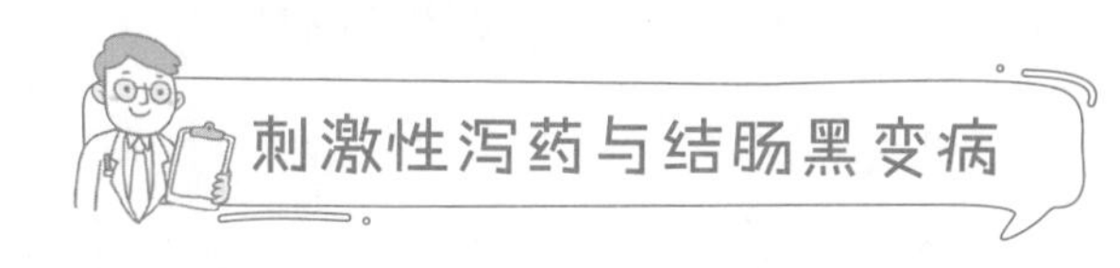

刺激性泻药与结肠黑变病

最近，我们科来了一位老朋友，为什么叫老朋友呢，因为他一年前因便秘来肛肠科住院接受治疗。

这位老朋友由于外伤导致腰椎受伤继而出现排便不畅、排便时间延长甚至完全没有便意这些情况，病急乱投医的他试遍了各种各样的通便药物，最终在“芦荟胶囊”的帮助下勉强可以排便。仿佛抓到救星一般的他，便开始走上了长期服用“芦荟胶囊”的道路。

随着时间的推延，他的服药量也渐渐增加，从1粒到2粒再到4粒，但通便效果却不像一开始那么好了。最后患者开始紧张了，终于认识到问题的严重，不敢再随意增加药量了，经其他患者介绍，他来肛肠科寻求中医的帮助。住院期间，在给他进行肠镜检查时，我们发现患者因为长期服用蒽醌类药物，肠道已经出现结肠黑变病。

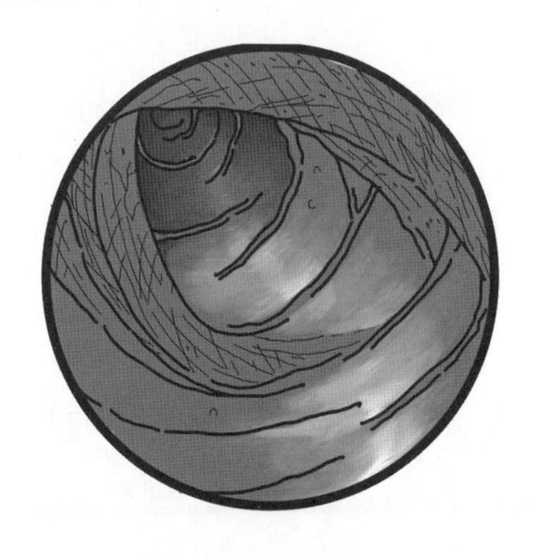

结肠黑变病本是一个罕见病，但由于人们滥用刺激性泻药，现在它已经越来越频繁地出现。当我们告诉患者有研究表明这个病与肿瘤的发生有着一定关系时，患者一下子紧张起来。为了缓解患者的紧张和担忧，我与患者反复交流沟通，坚定地告诉患者：“只要你不继续吃这类药物，就不用太担心，这是一个可逆转的疾病，使用中医药特色疗法完全有可能帮助你达到你想要的排便效果。”听到这些，患者紧张的心才安定下来。出院后的这一年来，他一直坚持来肛肠科门诊接受中医药治疗，同时合理调整自身生活习惯。

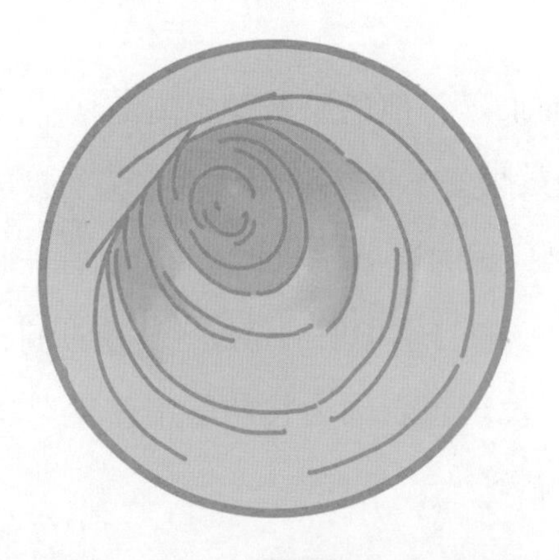

一年后，老朋友给我们带来好消息，他现在已经可以不用吃任何药物就能够自主排便了，虽然仍旧有些费力，但是他自己表示很满意。同时，在复查肠镜时在他的肠子里已经看不到结肠黑变病的身影了。

看了这个事例，大家应该知道了，吃了就能够排出大便的药不一定是好的药，一定要警惕刺激性泻药对肠道的损害。

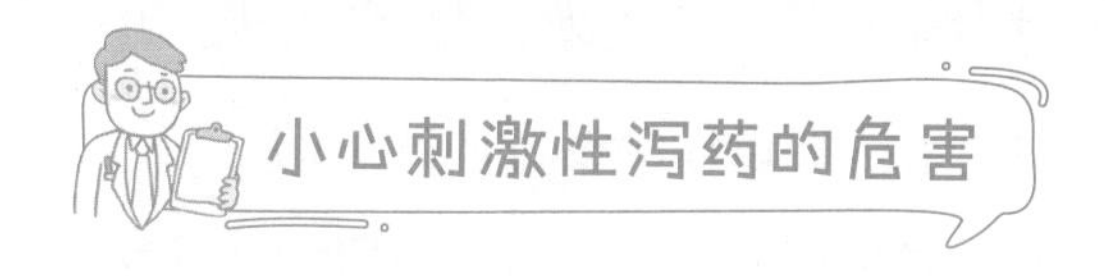

刺激性泻药有着确切的通便效果，短期按需要服用是安全有效的。

但是，但是，但是，请划重点，“短期”和“按需要”，也就是说，这些是不能“长期”“过量”服用。为什么呢？因为有研究表明，长期使用刺激性泻药可能导致不可逆的肠神经损害，反而会加重便秘症状，这也就是为什么很多人吃了那些药物一段时间后会发现原来的药量不管用了。

所以，长期服这类药物对于健康人来说是没有好处和帮助的，对于那些有便秘症状的人们也是短期内起到帮助作用，长期使用只会让病情越来越复杂。不仅如此，就像上面那个例子中的患者一样，长期使用蒽醌类泻药可致结肠黑变病，这个病与肠道肿瘤的发生有着一定关系。

当你有便秘症状时，千万不要急病乱投医，也不要碍于麻烦不去看医生，自己胡乱吃点药，这样对自己的病情是没有一点好处的，一定要来医院寻求专业医生的帮助和指导，科学合理的使用药物才能为你的健康保驾护航。

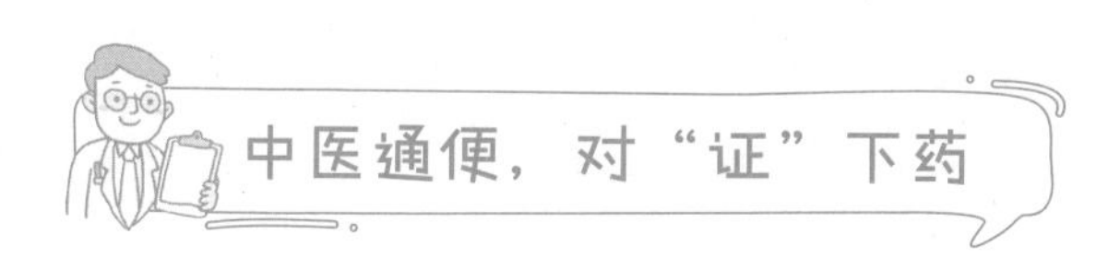

大家不要忽视中医药在缓解便秘症状及促进排便方面的效果，中医并不是单纯的通过“泻”的方法解决问题，而是强调整

体思想下的辨证论治，通过对全身状态的梳理、对全身脏腑功能的调整和对全身气机的推动，来达到让你顺畅排便的目的。

中医的一个关键特点就是具体问题具体分析，“世界上没有两片完全相同的叶子”，同样，世界上也没有两个便秘病情完全相同的患者，每一位患者都有自己特殊的情况，因此，这时候用中医药可以个性化地帮助每一位饱受便秘折磨的患者，让他们不再“大腹便便”，而是“一身轻松”。

因此，在遭受便秘的困扰时，找一位有经验的中医医生来对“证”下药也不失为一个好的选择哦！

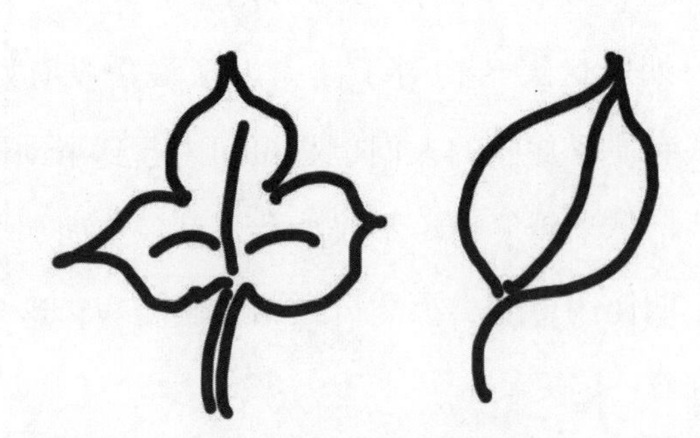

世界上没有两片完全相同的叶子

肛门里的“花样百出”

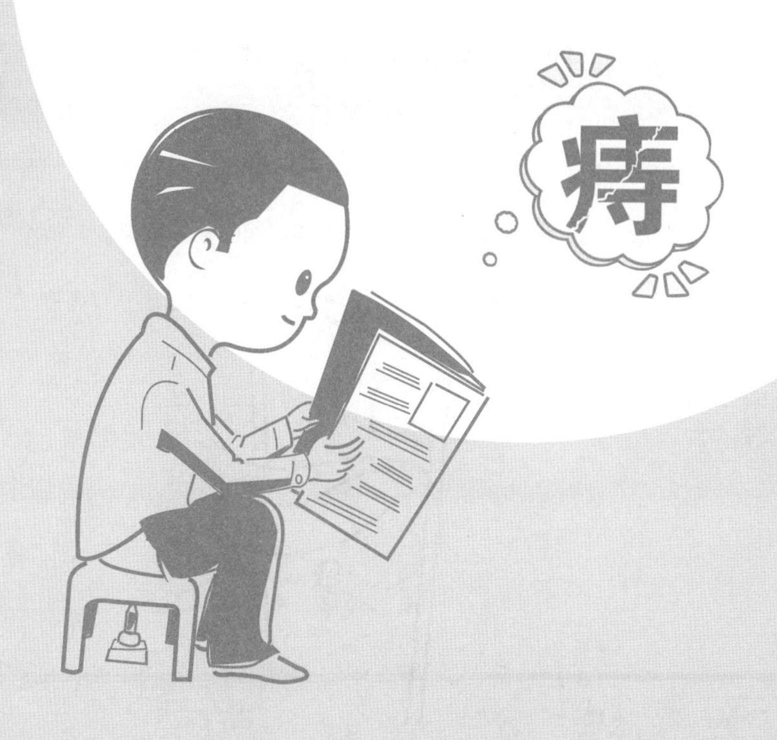

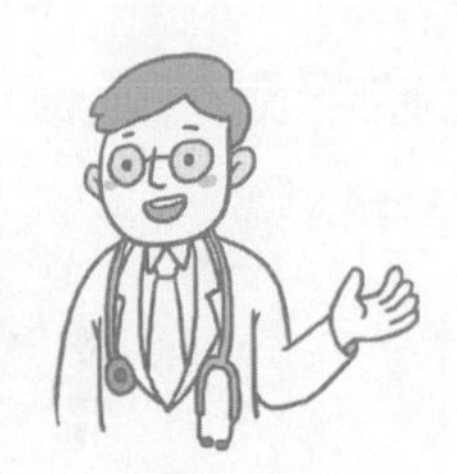

肠易激综合征：又激动了

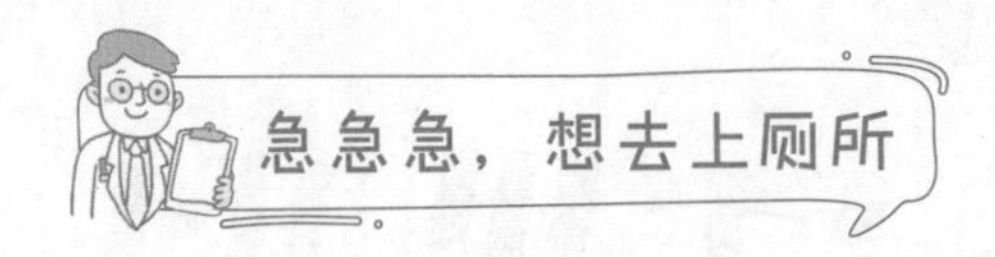

急急急，想去上厕所

都说人有三急，这个是谁都避免不了的。

但是，就有一部分人，比别人“更急”，尤其在紧张的氛围下，比如考试、面试、相亲等关键环节，往往容易肚子痛，想去上厕所，去完回来后就一身轻松。

每当这个时候，担心自己身体的朋友们就去医院想一探究竟，看看到底是什么原因让自己一紧张就会想去拉肚子，但是在做了各种相关检查后往往仍然发现不了什么实质性问题，这时医生就会告诉你可能是“肠易激综合征”惹的祸。

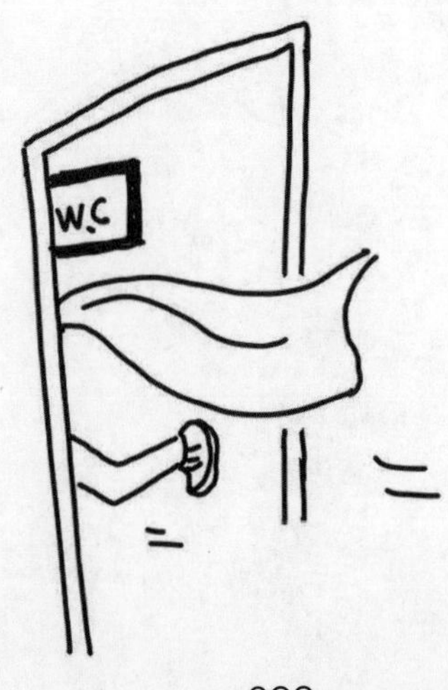

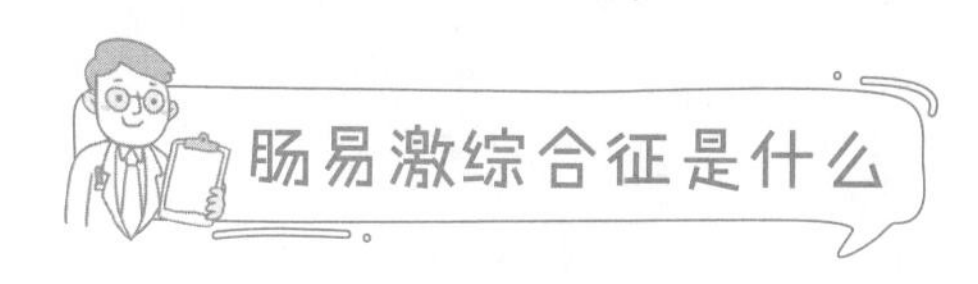

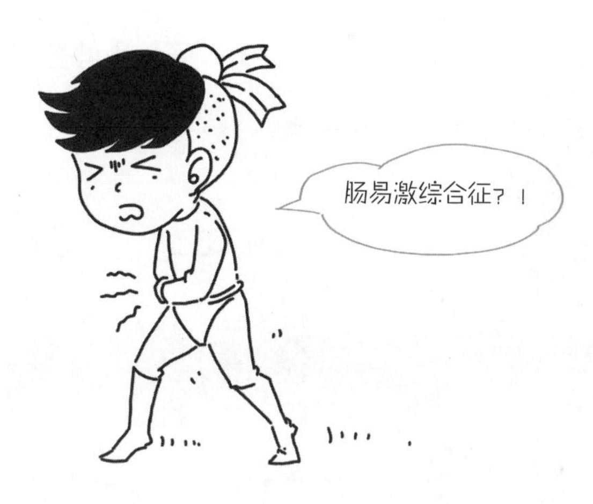

“肠易激综合征”对于大家来说是完全没有概念的六个字，听起来是很陌生。

可是，陌生不代表少见，相反，肠易激综合征广泛存在，并且和大家的生活息息相关。

那肠易激综合征到底是个什么病?

来，大家先从字面去了解肠易激综合征，“激”就是“激惹”“激动”的意思，说的就是肠道在一些原因的刺激下很容易发脾气，肠道一发脾气就会“动起来”，结果就出现了腹痛及腹泻等一些问题。

肠易激综合征是一种功能性肠病，就是功能方面出现问题，以腹痛、腹胀或腹部不适为主要症状，排便后症状多数可以快速改善，常伴有排便习惯或大便性状的改变，医院常规检查不能发现可以解释这些症状的器质性病变。

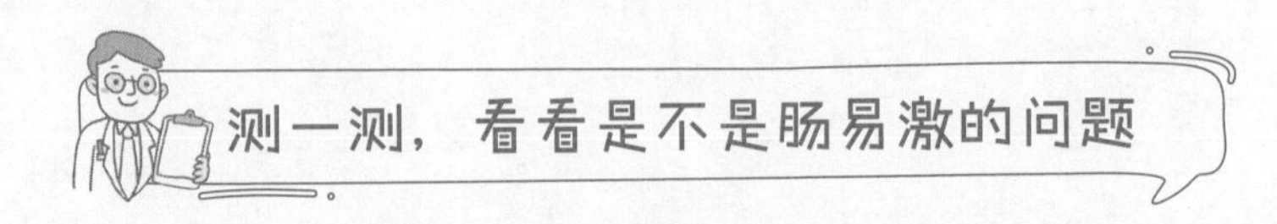

测一测，看看是不是肠易激的问题

那是不是有过这样的经历就算是有肠易激综合征这个问题了呢？先不急，动动手，大家来测一测就知道了。

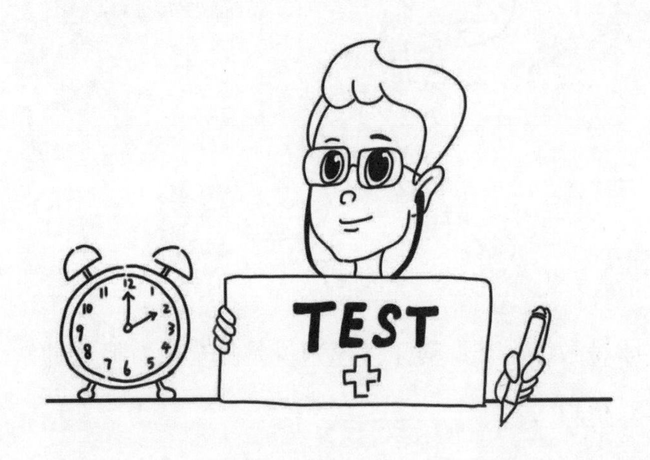

如何测试自己是否有肠胃激综合征呢？首先，在过去的三个月里，每个月至少有3天出现复发性腹部疼痛或不适。其次，有以下2项或2项以上的症状：①排便后改善了。②发作与排便频率改变有关。③发作与粪便性状改变有关。

大家该怎么去理解这个测试标准呢？

其实不难，就是肠易激综合征这个病在每个月都至少有3天会让大家出现复发性腹部疼痛或不适，这种不适持续三个月或以上，这个诊断条件是一定要存在的。同时“排便后改善了”“发作

与排便频率改变有关”“发作与粪便性状改变有关”这三个条件中出现两个就达到诊断标准了。

看到这里，大家对肠易激综合征的诊断已经有了初步的认识了吧，那就赶紧看看自己有没有上面说的这些情况吧！

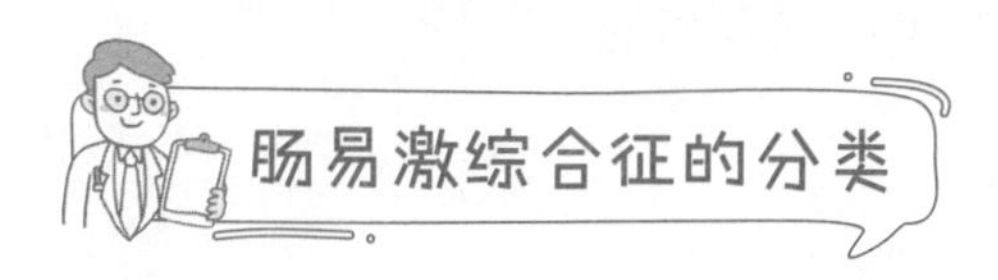

肠易激综合征的分类

根据粪便形态，肠易激综合征又具体分为四个分型。

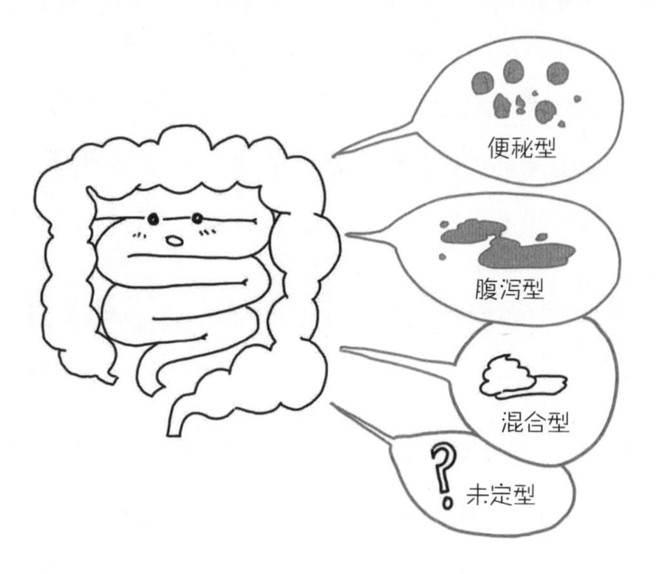

①便秘型

——硬便或块状便占大便量≥25%

——稀便或水样便占大便量<25%

②腹泻型

——稀便或水样便占大便量≥25%

——硬便或块状便占大便量<25%

③混合型

——稀便或水样便占大便量≥25%

——硬便或块状便占大便量≥25%

④未定型

——不符合便秘型、腹泻型或混合型的标准

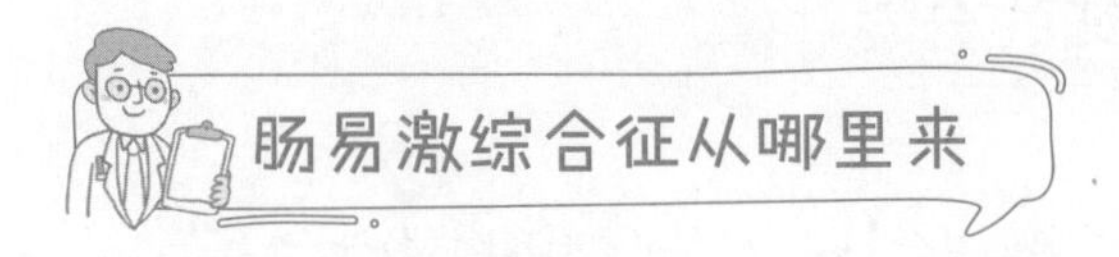

肠易激综合征从哪里来

那么肠易激综合征的病因是什么呢？

目前肠易激综合征的病因尚不完全明了，多数专家认为它的发病与多种因素相关，如：胃肠动力异常、内脏高敏感、脑-肠轴异常、肠道局部神经免疫异常、精神心理因素、菌群失调等。

看来想要知道肠易激综合征从哪里来，还有待继续研究。

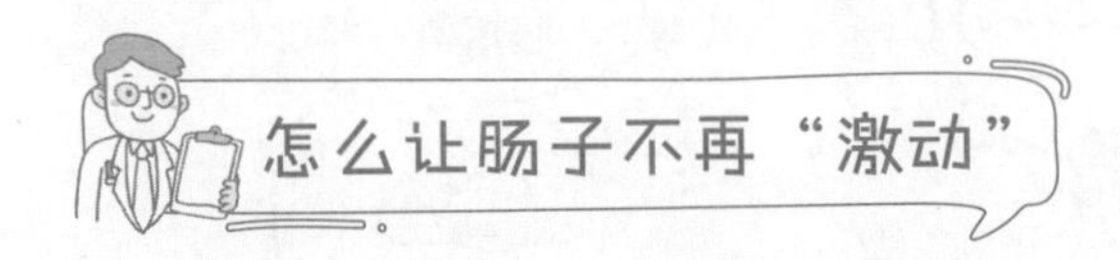

怎么让肠子不再“激动”

大家最关心的是怎么治疗，就是让肠子不要那么“激动”。

大家要明确，因为肠易激综合征是一个功能性疾病，那么治疗的目标就是改善症状、提高生活质量。

那在日常生活中，大家要怎么做呢？

首先，要调整饮食习惯，避免食用辛辣刺激、油腻、高脂肪的食物。便秘为主的患者就要多食用富含膳食纤维的食物，并在专科医生的指导下使用泻剂。腹泻为主的患者可以适量服用一些止泻药以改善症状。

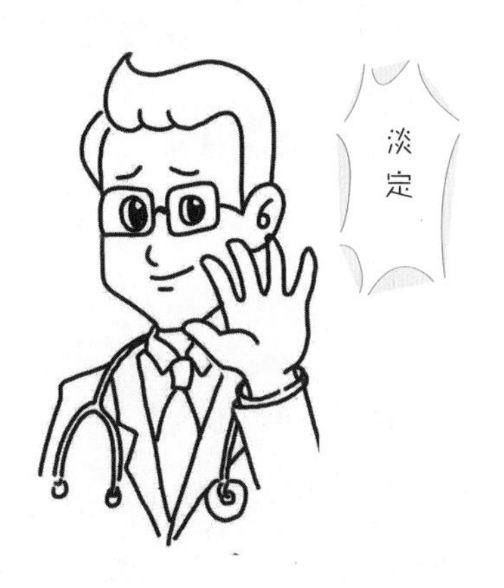

然后，不要对症状产生心理负担，在完善相关检查排除其他疾病时，也要克服自身的焦虑。

同时，注意休息，保证充足的睡眠，也能起到一定的作用。

其次，益生菌用于改善肠易激症状也有着独特效果。

当然，也不能忘记中医药的效果，有相当数量的研究及临床经验证实中医药可以有效改善肠易激综合征患者腹痛、腹胀、腹泻、便秘和一些其他症状，值得患者信赖。

看到这里，大家对这个容易“激动”的病有了大概的认识了吧。正所谓“战胜疾病的第一步是认识疾病”，认识了肠易激综合征，在出现症状的时候就不会病急乱投医，而是能够从容地对症处理，还自己一个健康轻松的生活状态。

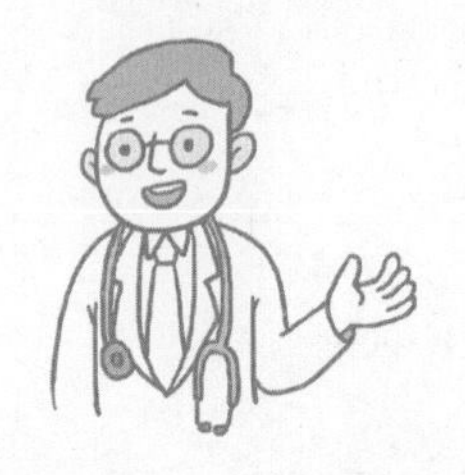

肛裂的痛，刻骨铭心

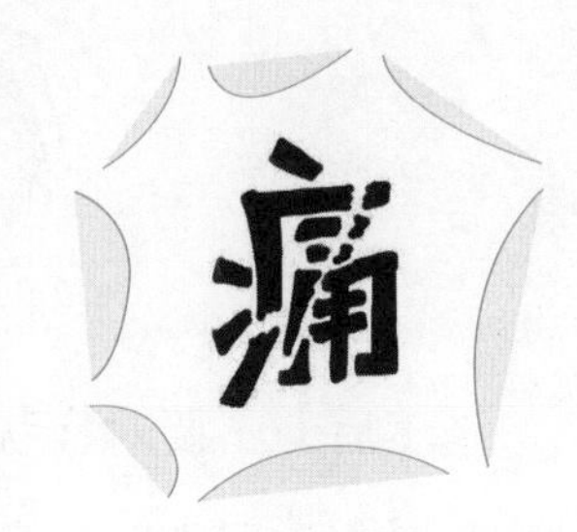

痛是一种很不好的感受，相信大家都经历过，经历过之后就不想再去体验了。就像女性孕育下一代时的分娩痛，会让她们一辈子都无法忘记。

但是这种生孩子的痛只有女性才会体会到。而有一种痛，男女都会因为它而刻骨铭心。

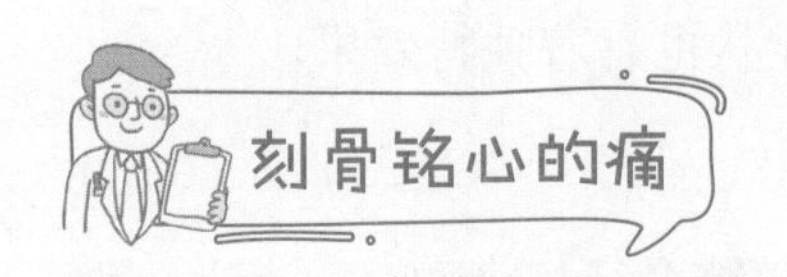

刻骨铭心的痛

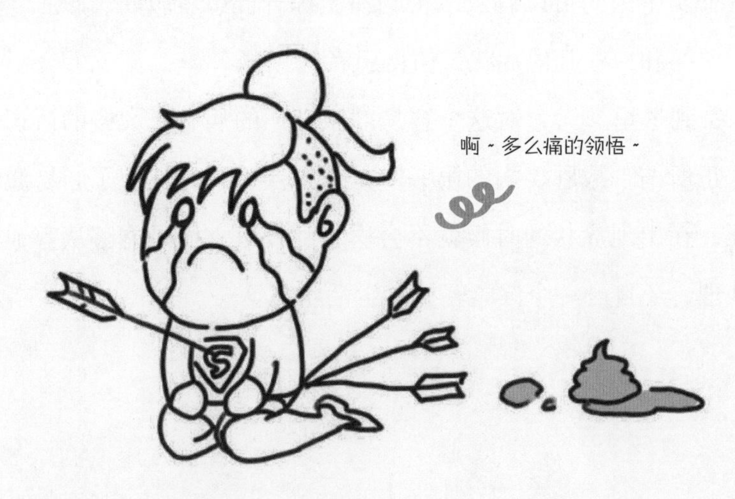

这种痛，叫作肛裂。

肛裂是最常见的肛门直肠良性疾病之一，从字面意思去理解，就是肛管皮肤纵行裂开，形成一个溃疡面。说到溃疡，大家脑海里就能下意识地想到口腔溃疡，这个看起来是小问题的毛病却会给生活带来很大的不方便，因为痛。同样，肛裂这个病，痛是“主旋律”。

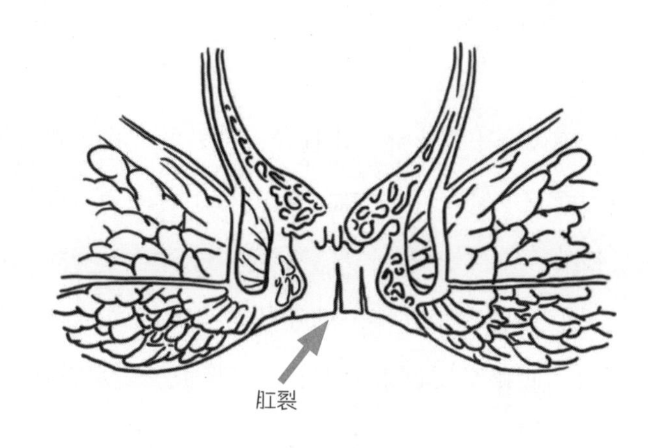

肛裂的痛呈周期性

的确，很多患者都表示肛裂的痛是“非比寻常”的。不仅如此，肛裂的疼痛还不同于其他疾病，它有一个显著的特点就是疼痛呈周期性，就是周而复始，每天循环。

因为疼痛一般都是因为排便引起，所以当肛裂的患者排便时，大便刺激溃疡面的神经末梢而引起灼痛，便后休息片刻疼痛就能缓解。但这往往只是疼痛的间隙期，随后由于溃疡面下方的内括约肌痉挛而出现肛门剧

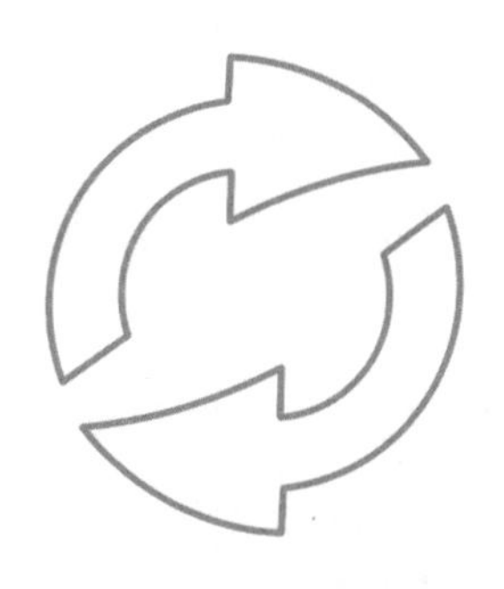

痛，患者往往痛到难以忍受，有时疼痛还会放射到其他区域，时间可以持续数分钟至数小时，直到“顽皮”的内括约肌放松下来，疼痛才停止。但到了下一次排便又产生这样的周期性疼痛。

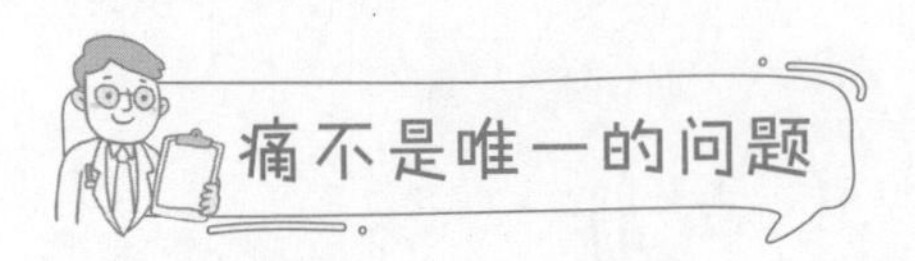

痛不是唯一的问题

肛裂患者不仅会出现疼痛，也往往有便血的症状，表现为在厕纸上或粪便表面有少量鲜红色的血，有部分患者还会出现肛周瘙痒或肛周皮肤刺激。

便秘也是肛裂患者经常伴发的症状，患者因为疼痛而害怕排便，导致便秘，便秘又反过来加重肛裂，形成一个恶性循环。

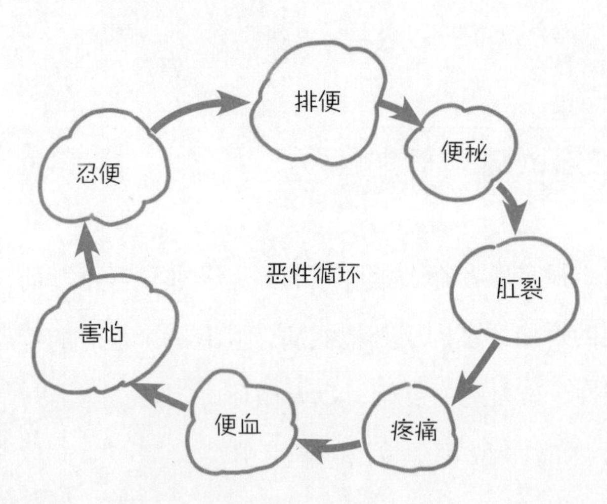

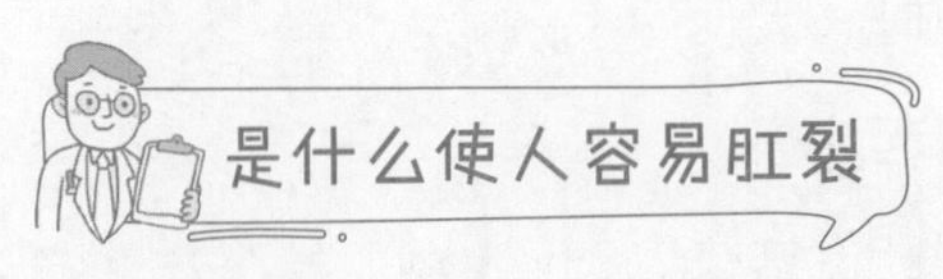

是什么使人容易肛裂

肛裂最常见于婴儿和中年人，是因肛管的皮肤被拉伸超过它正常限度而引起，就像弹簧被过度拉伸而恢复不到它原来的样子。

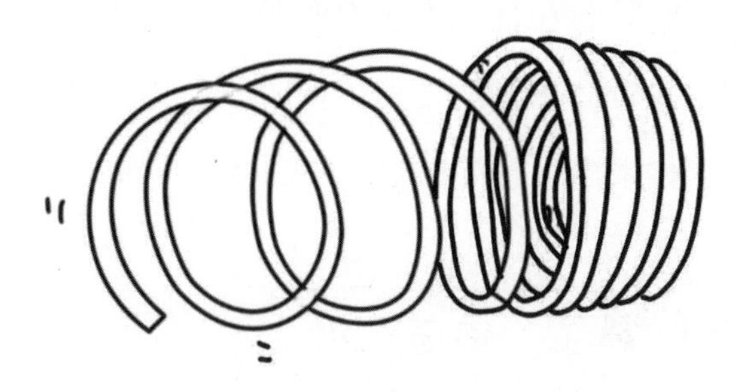

一旦发生撕裂，就开始了反复损伤，肛裂可分为急性和慢性两种。急性肛裂通常会在局部保守治疗6周内痊愈；慢性肛裂则保守治疗无效，需要更积极的外科手术治疗。

那到底是什么原因容易导致肛裂呢?

首先我们要知道肛裂也分原发性和继发性。大多数肛裂是原发性的，由局部创伤导致，主要是因为大便干燥、长期腹泻、经阴道分娩或肛交等局部创伤引发肛门裂伤。继发性肛裂就是因为其他疾病或其他因素导致，比如之前接受过肛门外科手术操作，或是患有克罗恩病、肉芽肿性病变（如肺外结核和结节病）、恶性肿瘤（如肛门鳞状细胞癌）及传染病（如艾滋病、梅毒和衣原体感染）等疾病。

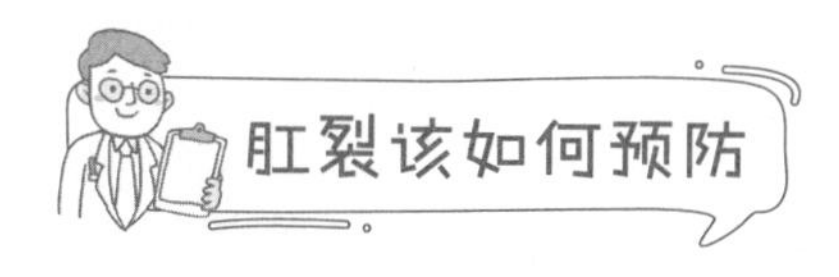

肛裂该如何预防

凡事强调未雨绸缪，那么我们日常生活中该怎么样去预防肛裂呢?

首先，就是保持肛门卫生。平时要保持肛区干燥，便后用软棉布或湿布擦拭，这样能避免摩擦造成肛门皮肤的损伤。

其次，我们需要在日常生活中要保持大便通畅，通过摄入高纤维膳食和足量液体以预防便秘，同时避免排便时用力，从而避免肛门创伤，如果出现腹泻，也需要积极治疗腹泻。

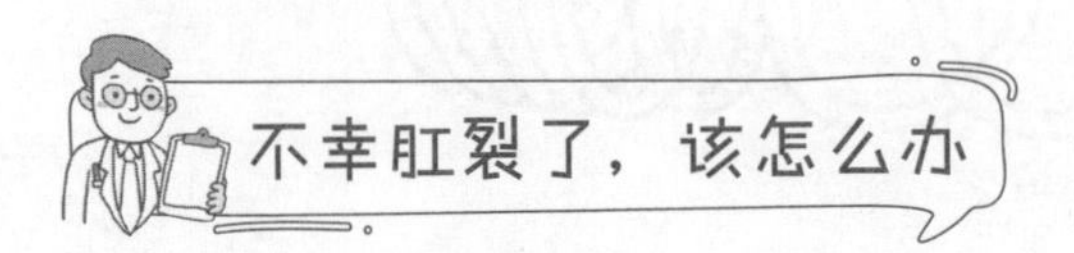

不幸肛裂了，该怎么办

治病不能讳疾忌医，积极到医院寻求医生的帮助总是不会错的。大部分早期肛裂经保守治疗（如局部伤口护理和缓解便秘）都有一定疗效，而慢性和继发性肛裂就需要更积极的治疗，必要时还需要手术治疗。治疗肛裂的同时也需要治疗基础疾病。

看到这里，大家应该对肛裂有一个初步印象了吧？对，这个初步印象就是“疼痛”。所以，为了避免经历这么痛苦的事情，大家要好好爱护自己的肛门，养成良好的饮食习惯和排便习惯，避免出现便秘，避免排便时用力挣扎，避免长期腹泻及其他会造成肛门裂伤的活动，如果感到肛门不适，一定要及时去医院检查。这样，才能避免这种“刻骨铭心”的痛。

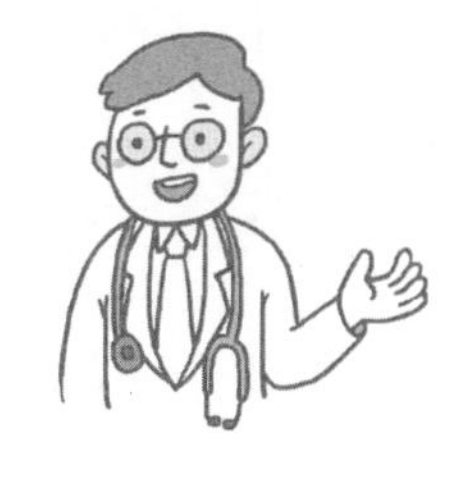

止不住的肛门瘙痒

“越慌越想越慌，越痒越搔越痒……”

大概这句歌词最能唱出肛门瘙痒患者的心声了。

在一个尴尬的位置持续性瘙痒，并且越挠越痒——这样的情况严重影响了患者工作及生活。“好痛苦”——这是患者告诉我的最直接感受。

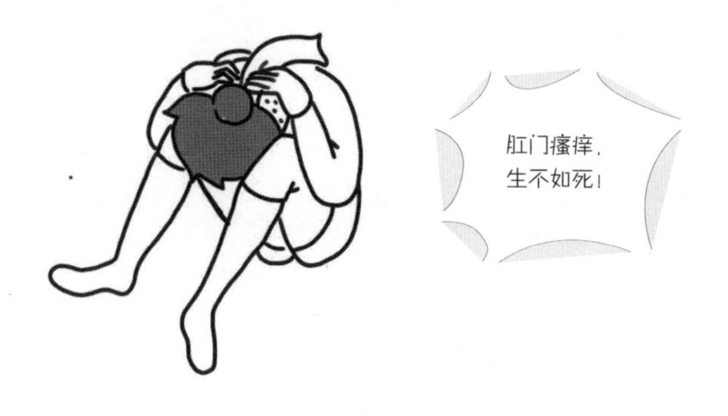

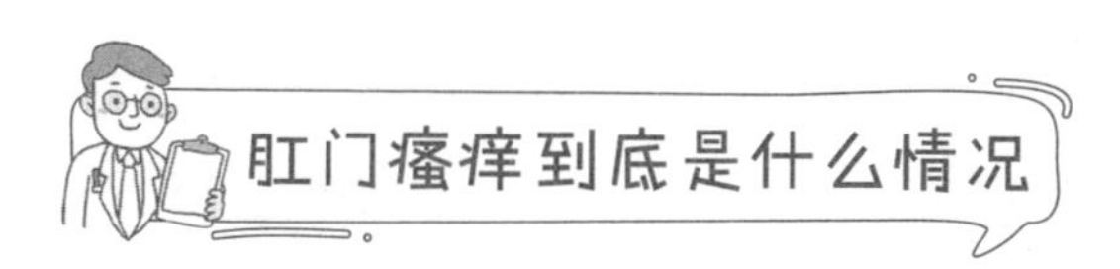

肛门瘙痒到底是什么情况

肛门瘙痒是肛肠科常见的疾病，主要表现是肛门周围的瘙痒，尤以夜间更重，引起明显的烦恼和不适，严重者影响患者的睡眠和工作。

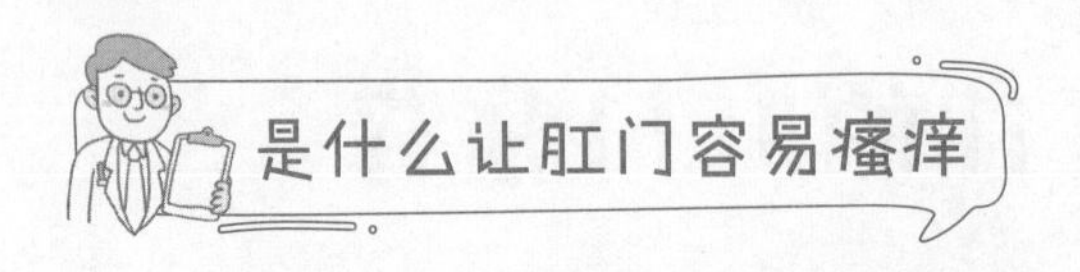

是什么让肛门容易瘙痒

凡事有果必有因，那肛门瘙痒的原因是什么呢?

粪便污染

粪便对肛门周围的污染加上肠液的刺激，容易导致并加重肛门瘙痒。这与患者经常解稀便及括约肌松弛使得控便能力下降有关，控便差就会使粪便持续对肛门周围产生影响。

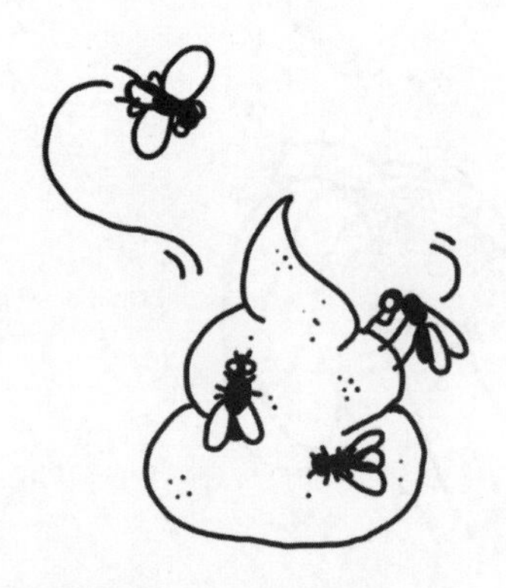

膳食因素

相关研究表明，某些食物（咖啡、茶、可乐、巧克力、西红柿和柑橘类水果等）与肛门瘙痒的发生有关，但其中的联系尚未完全明确。

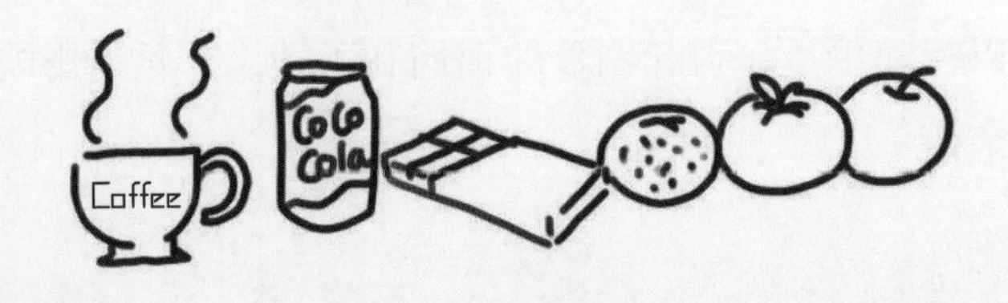

肛门直肠疾病

肛门直肠的一些疾病也可导致瘙痒的出现，包括脓肿、肛裂、肛瘘、内痔脱垂等。

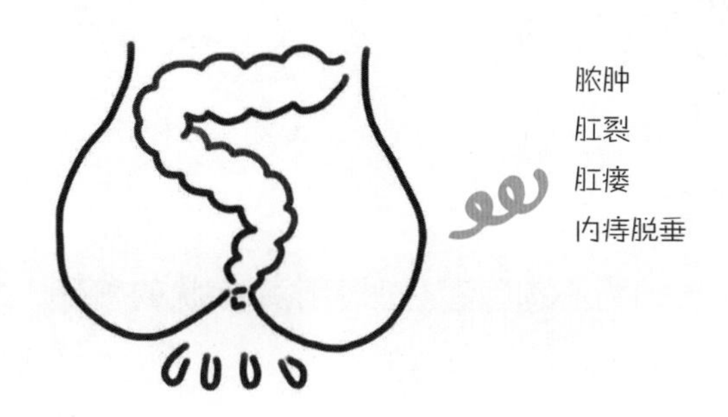

皮肤病

多种皮肤病均可引起肛门瘙痒，包括银屑病、接触性皮炎、特应性皮炎等。

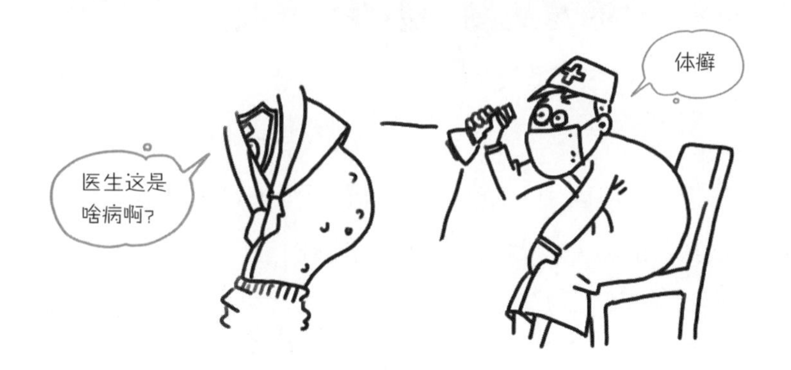

感染

数种感染可累及肛缘，包括性传播疾病（尖锐湿疣、疱疹、梅毒和淋病）及念珠菌等。也有一部分被寄生虫（如蛲虫）感染的患者会出现肛门瘙痒。

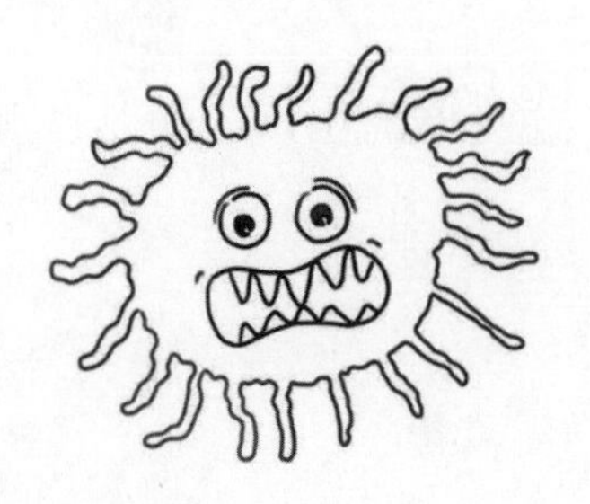

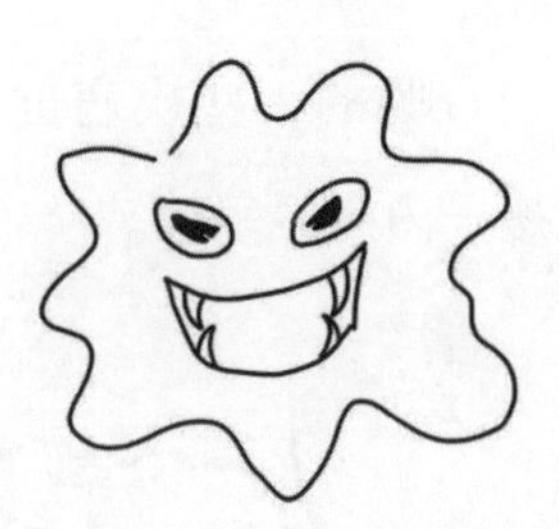

心理因素

一部分患者因为心理因素会加重瘙痒症状的感受。

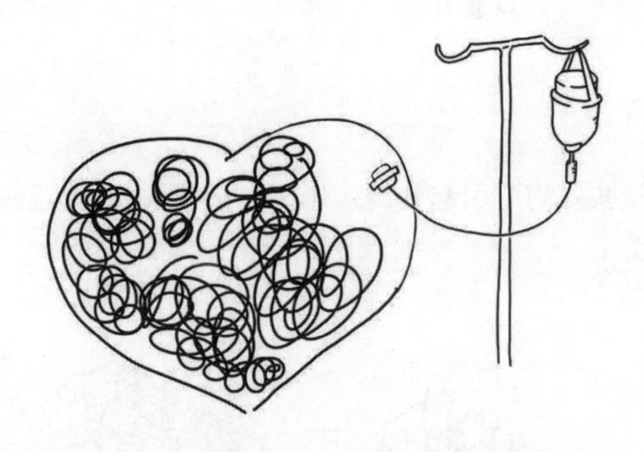

以上六点原因中，膳食因素与粪便污染是大多数患者肛门瘙痒的原因，也是大家需要重点对待的病因。

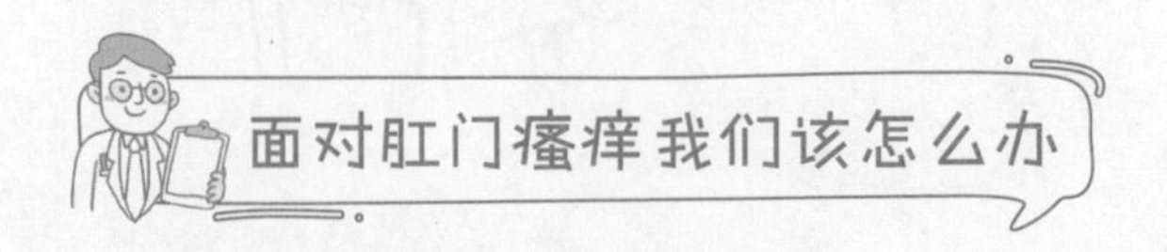

知道了这些原因，我们就可以有针对性的治疗了。

首先大家要养成良好的生活习惯，这是解决问题的前提条件。

注意饮食

我们要避免那些已知或怀疑会加重肛门瘙痒症状的食物和饮料（上面提及的那些），将可能性消灭在萌芽中。同时，根据个人的体质特点，也应避免那些会导致腹泻的食物或药物，多补充纤维素以增加粪便体积、吸收粪便中的水分，让大便更加成形，减少稀便出现的概率。

避免粪便污染

患者一定要做好肛缘皮肤护理，平时肛周应保持清洁干燥，有条件的话，排便后沐浴或者用清水冲洗肛门，再用湿巾或纸巾擦拭肛门，切忌用力过猛以避免危险创面出现。可局部运用保护性软膏如氧化锌软膏，它可以形成一层保护膜，防止刺激性物质刺激肛门周围。这些做法能够最大限度减少粪便对肛门周围的污染。

使用药物

夜间症状加重的患者可以在专科医生的指导下使用抗组胺药，对症状的减轻会有一定的帮助。有研究表明，在接受保守治疗及安慰治疗的患者中，约90%可观察到较为显著的疗效。

选择手术

部分采取保守治疗措施后症状仍难以控制的患者，可以在专科医生指导下尝试局部注射亚甲蓝，用亚甲蓝破坏皮肤神经末梢以减轻瘙痒。

求助中医药

我国中医药有着丰富的治疗肛门瘙痒的经验，疗效确切可靠。例如使用复方苦参汤坐浴或复方毛冬青液灌肠等特色药物疗法均对肛门瘙痒有显著疗效，这些疗法是用中药直接接触瘙痒部位，可以发挥最大的止痒效果。

虽然肛门瘙痒给患者带来的痛苦是无法用言语形容的，但我们希望有这些症状的患者不要放弃治疗的信心，因为，只要规范治疗，这个疾病就可以被控制。

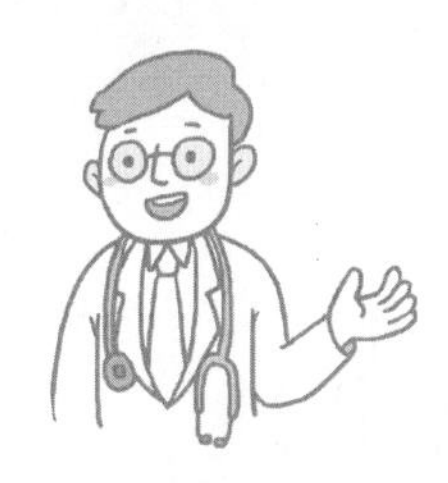

复杂性肛瘘：“瘘”掉的幸福

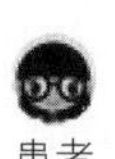

患者

医生，我这个肛瘘手术的成功把握大吗？

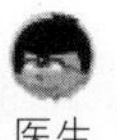

医生

复杂性肛瘘手术的技术难度比较大。

患者

医生，为什么这个病这么难治？实在让我痛苦不堪。

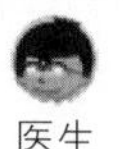

医生

复杂性肛瘘是世界性难题，不但手术难做而且术后复发率也高。

每当遇到复杂性肛瘘的患者，我总是会和患者产生上面这样的对话。即使我拥有比较丰富的经验和熟练的技术，也不得不承认“复杂性肛瘘是世界性难题”这一现实。

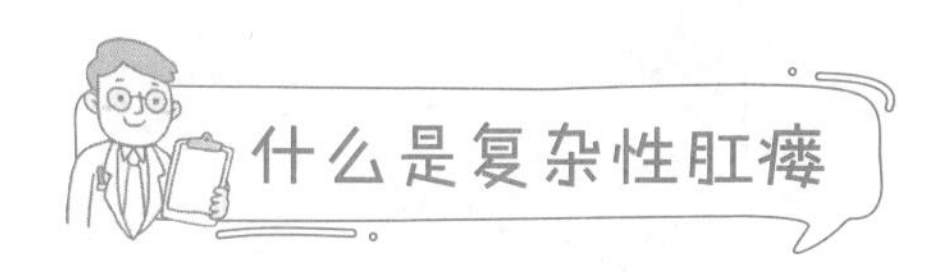

那么这个病到底是怎么一回事？为什么会把患者折磨得这么痛苦？

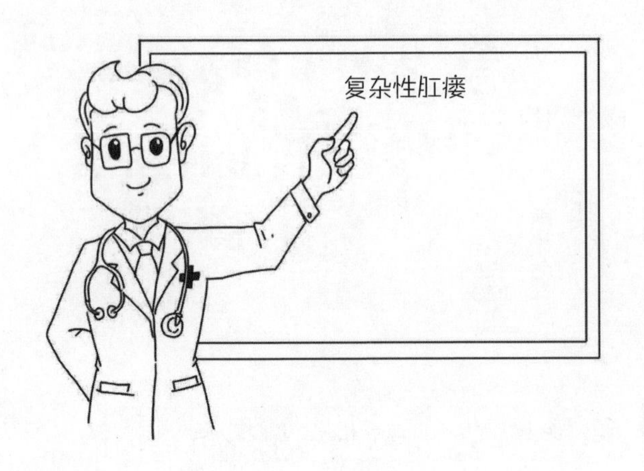

肛瘘，顾名思义，就是“肛门里形成了一条瘘管”，有时这条瘘管在肛门周围形成一个或几个开口，里面总是有一些分泌物流出，可以直接用手摸到；有时这条瘘管又深藏不露，在肛门外没有留下开口，用手无法摸到。

越是难以发现的肛瘘越提示病情复杂、治疗难度大。

普通肛瘘就好比小树苗，只有一个树杈，但是复杂性肛瘘就像长大的树木，不仅高大，还有数目众多的分枝。

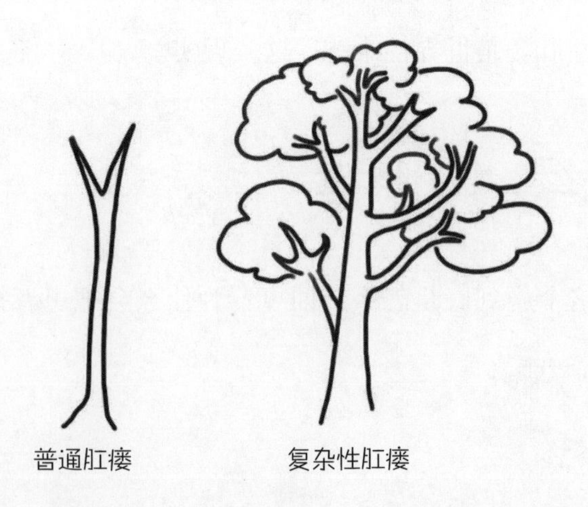

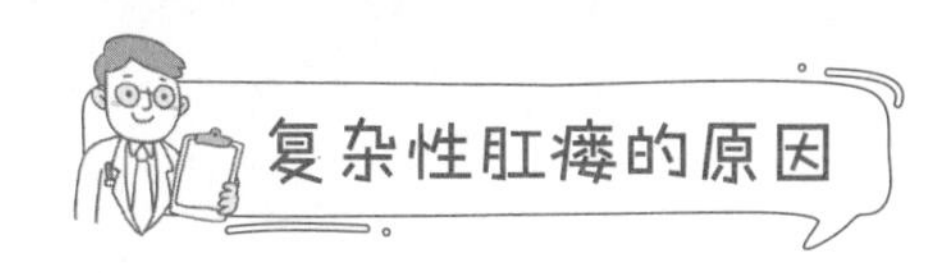

复杂性肛瘘的原因

有些患者会问："医生，是什么原因导致这个疾病的？"

我会这样向他们解释：肛瘘最常见的病因是肛门直肠脓肿，通俗理解就是肛门直肠周围感染化脓了，脓肿破裂或脓液流出后，脓腔就形成了肛瘘，所以肛瘘是一个感染性疾病。许多患者往往没有及时治疗，使得感染范围扩大，病情更加复杂。

肛瘘发病的年龄范围在20～60岁，其中成年男性发病率是女性的2倍。

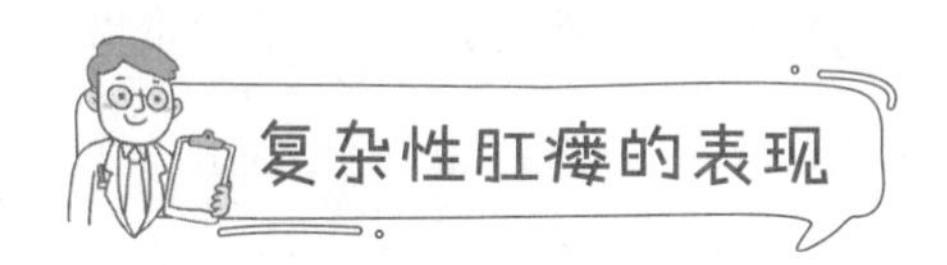

复杂性肛瘘的表现

有些患者还会问："这个病会带来哪些不舒服？有什么样的症状表现？"

复杂性肛瘘可能会有这样一些症状：

（1）肛周或臀部区域长期排脓并存在脓疱样病变。

（2）存在间歇性直肠疼痛，尤其是在排便过程中，但在坐或活动时也可出现。

（3）可能间歇性排出恶臭的分泌物及出现肛周瘙痒等。

当你发现自己有这些问题时，一定要及时看医生哦！

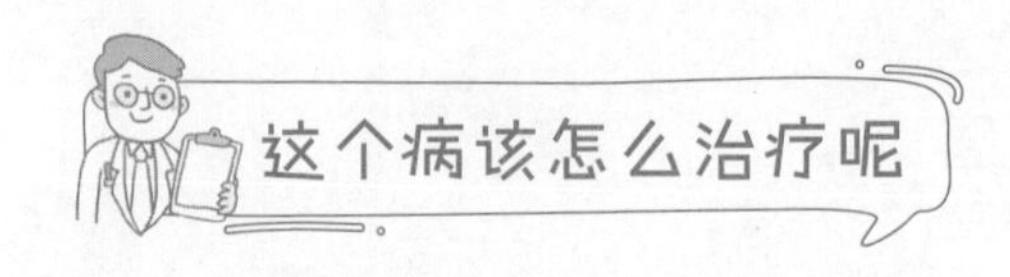

对于复杂性肛瘘，手术治疗是目前主要的治疗方法，只要是存在症状的肛瘘患者，就需接受手术治疗（克罗恩病患者除外）。

手术治疗的目的是根除瘘管，同时保留排便控制功能。手术的方式取决于瘘管的类型，因此，肛瘘手术想要获得最佳治疗效果，有赖于对瘘管的正确分类。当能够确定内口、外口、瘘管的路径及其经过的括约肌数量时，往往预示着手术成功率高。

看到这里，我们就能够明白为什么复杂性肛瘘是世界性难题了，就是因为它病情复杂，瘘管往往不止一条，也往往不止一个走向，手术中很难发现所有的瘘管；即使将瘘管全部找出，为了保留排便功能又不能将过多的组织切除。而感染性的瘘管只要留下一点，就有再次复发的可能。病情本身的复杂程度和手术的限制，共同造就了这个“世界性难题”。

根据我们长期的观察总结，很多复杂性肛瘘都是从简单的肛瘘发展而来的，患者不重视，任由肛瘘发展，简单的肛瘘慢慢变得复杂，就形成了复杂性肛瘘。像迷宫一样，开始进去的时候是一条路，慢慢地岔路就多了，情况就越来越复杂了。所以，对于复杂性肛瘘要“早发现，早治疗”，大家一定要牢记在心。

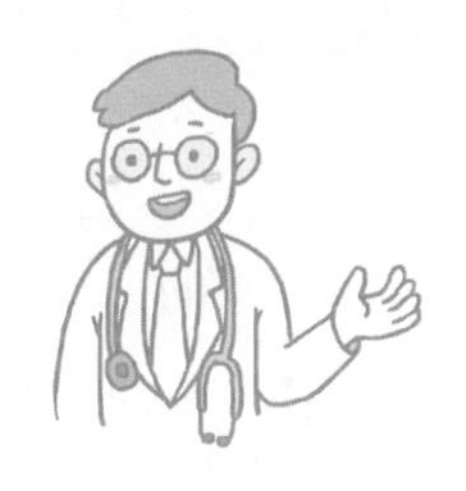

肛门坠胀：肛门吊了个秤砣

有那么一群人，总是被肛门坠胀不适所折磨，完善检查却查不出个具体原因，治疗后病情反反复复，严重影响日常生活与工作，甚至失去了继续治疗的勇气与信心……

这可不是苦情戏里的桥段，但凡经历过肛门坠胀的患者都苦不堪言，我甚至能在他们的眼神中看到绝望。在这里，我觉得有必要好好跟大家说说肛门坠胀是怎么一回事，以及它为什么让患者痛苦煎熬。

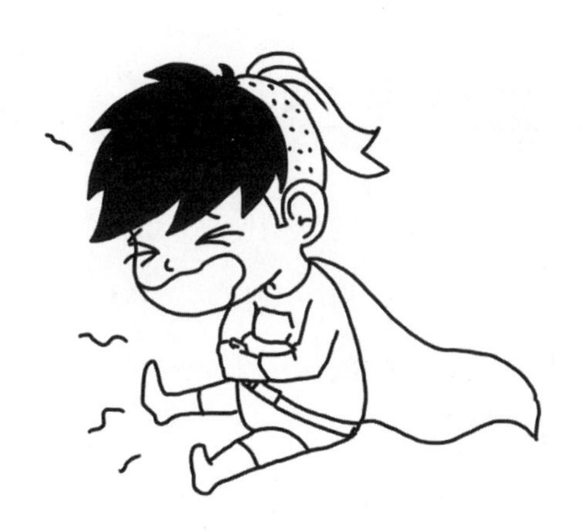

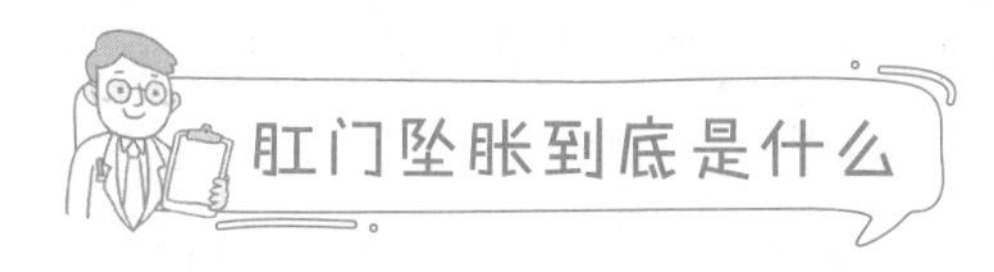

肛门坠胀到底是什么

肛门坠胀，顾名思义就是发生在肛门的一种以坠胀不适为主要症状的疾病，这种坠胀的感觉就像是肛门里吊了个秤砣，一下一下地往下扯着，让人十分难受。

这个病往大的方面讲，也包括发生于直肠、肛周、会阴的一种坠胀不适症状，主要表现为肛门局部坠胀，伴有胀痛感、异物感、便意感、里急后重感、肛门阻塞感，甚至有蚁走、烧灼感，患者非常痛苦，严重时异样的感觉会向腰骶、下肢及臀部放射。

病情迁延日久，轻则数周，重则经年累月，常合并精神症状，如紧张、焦虑、多疑、失眠等。这个病更多是患者自己的感觉症状，医生往往只能通过患者的口述去认识这个疾病的一些表现。

如果大家觉得这是一个少见的疾病，那就错了，据相关研究调查显示，肛门坠胀的发病率占肛肠科疾病比例已达15%，高发于40~60岁的女性患者，不再是一个少见病。

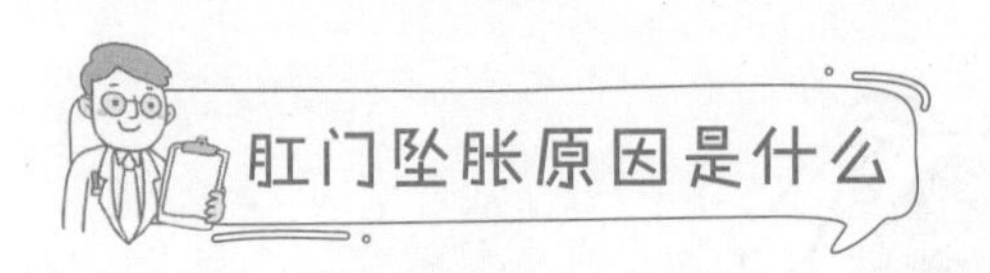

肛门坠胀原因是什么

那么，这个不是少见病的肛门坠胀，到底是什么原因导致的呢？

用一句话去概括：本病的病因十分复杂，既有原发，也有继发，目前发病机制还不是很清楚。

这个病既可以单独出现，也可以伴随其他疾病出现，目前我们普遍认为除肛门直肠疾病外，妇科疾病、男科疾病、泌尿系疾病、手术刺激及精神因素均可导致它的出现。

具体从疾病性质角度去探究的话，以下疾病均可导致肛门坠胀不适（见表3）。

表3　可导致肛门坠胀不适的疾病

症状	疾病分类	具体病症
肛门坠胀不适	脱垂性疾病	①直肠脱垂。②直肠前突。③会阴下降综合征
	炎症性疾病	①隐窝炎。②肛乳头炎。③高位肛周脓肿。④结肠炎。⑤直肠炎。⑥慢性盆腔炎。⑦前列腺炎
	增生性疾病	①肛乳头肥大。②结肠息肉。③直肠息肉。④肛管及直肠的恶性肿瘤
	痉挛性疾病	①耻骨直肠肌综合征。②盆底失弛缓综合征。③肛门内括约肌弛缓症
	压迫性疾病	①腰椎间盘突出症。②骶部肿瘤。③子宫后位。④盆腔瘀血综合征。⑤肠子宫内膜异位症。⑥盆底疝
	神经性疾病	肛门神经官能症
	功能性肛门直肠痛	①慢性肛门直肠痛。②痉挛性肛门直肠痛
	手术刺激	术后炎症刺激排便感受器

看到这里，是不是感受到肛门坠胀这个病的复杂了？这也是它为什么难以诊断、难以治疗，病情反反复复的原因了。

同时我们还也要知道，不仅是良性疾病会导致肛门坠胀，恶性肿瘤同样也会，因此当出现有这些不舒服的时候，请一定要去专科医院检查，以排除恶性疾病可能。

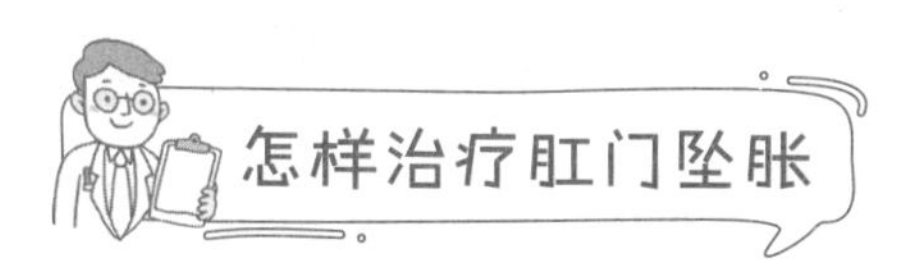

怎样治疗肛门坠胀

首先，有原发病的患者先治疗原发病，原发病治愈后，肛门坠胀一般可缓解。

若原发病有肛肠科手术指征的，进行手术治疗可起到一定的缓解效果，若无手术指征者则可对症治疗。

同时，中医药在治疗肛门坠胀方面有着自身独到的特色及优势，疗效确切。利用内服中药汤剂、局部外用药物、中药直肠给药、针刺及艾灸等多种治疗方式，均可一定程度改善肛门坠胀的症状。

所以，即使被肛门坠胀困扰折磨，也不要失去继续治疗的信心。要尝试不同的方法去解决问题，才能让肛门坠胀离你远远的。

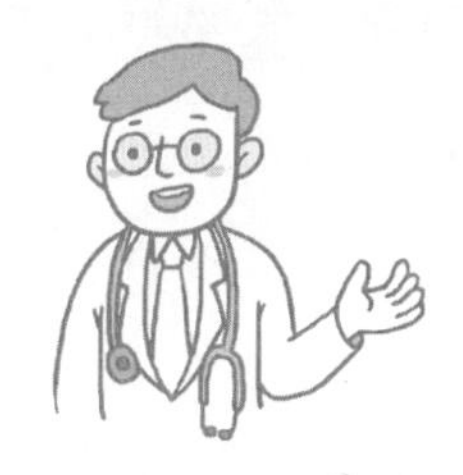

水土不服的秘密

世界那么大 我想去看看

都说
身体和心灵总有一个要在路上
世界那么大
是不是很想去看看？

出门游玩，总少不了家里长辈的叮嘱，“在外面要小心水土不服”“在外面吃东西一定要注意，小心拉肚子”。

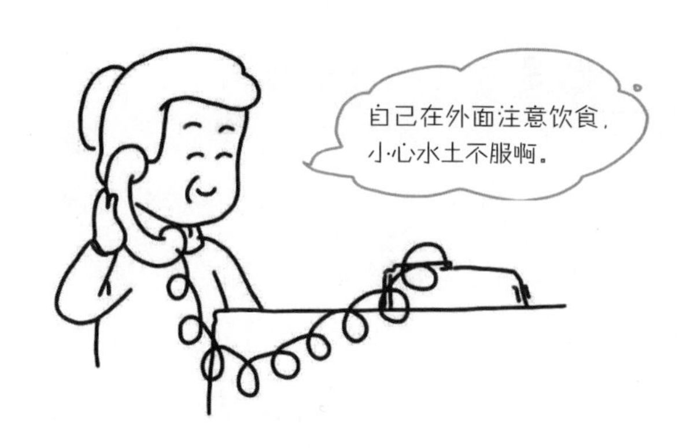

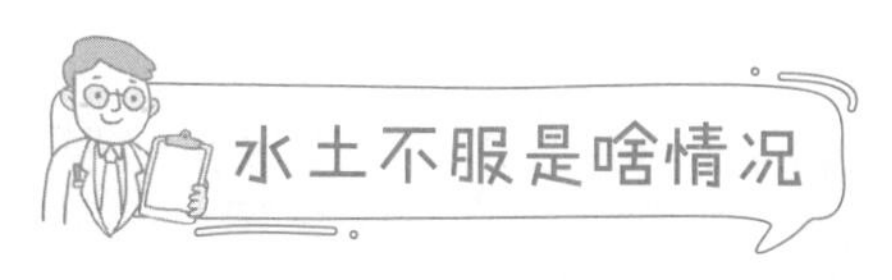

水土不服是啥情况

来源于生活的智慧常常是最贴近生活、贴近健康的，大家别小看这短短的两句唠叨，它里面也包含着一定的医学知识。

我们老百姓日常生活里常说水土不服导致的拉肚子，这个是的确存在的，在医学上管这叫“旅行者腹泻”。其实也不难理解，“旅行者腹泻”就是出去游玩时发生的腹泻，只是同一个意思，两种不同的说法。

我们从专业角度去解释，旅行者腹泻就是发达地区的旅行者到欠发达地区旅行期间或返回后10日内发生的腹泻。

根据相关研究显示，此类腹泻的发生率可高达60%，所以，水土不服的可不是少数人，而是大家都“不服”。

不同于一般的感染性腹泻，旅行者腹泻主要是由于细菌感染，这类腹泻通常发生于到达旅行目的地后4～14天，但是如果你摄入的细菌浓度足够高，则发作的时间可能提前。不过，该疾病通常呈自限性（自己会好），症状持续大约1～5天。

如何判断是否有旅行者腹泻

知道了旅行者腹泻的概念，那它主要的症状表现是什么？我们该怎么判断自己是不是有旅行者腹泻呢？

典型的症状表现为先出现胃部不适、厌食和腹部痉挛，之后突发水样腹泻，同时也可能会发生恶心和呕吐，但通常便中没有带血或脓。

但是如果某些患者感染了特殊的细菌，则可能会发展出结肠炎症状，如发热、里急后重、便急、绞痛和血性腹泻等。

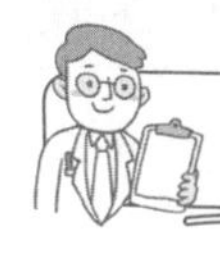

出去游玩时如何预防旅行者腹泻

凡事强调预防为主，做到未雨绸缪才能轻松应对突发情况，那出去游玩的时候我们该如何预防旅行者腹泻呢？

常言道，病从口入，因此管住我们的嘴巴就可以减少很多问题。在旅途中，对于饮水和食物需要格外注意：不要喝来路不明的饮用水，尽量喝干净的瓶装矿泉水，或者喝煮开的水；吃东西前要勤洗手，尽量吃熟食，如果要吃生的食物，最好先拿干净的水冲洗。

出现旅行者腹泻该怎么办

如果发现自己出现了旅行者腹泻的症状该怎么办呢？

对此类腹泻的处理常常是对症治疗。

补液是至关重要的治疗手段，腹泻的时候常常伴有液体丢失，导致体内水分不足、电解质紊乱，因此多饮水及服用补液盐是一个正确的选择，把丢失的水分和电解质补回来才能维持平衡。大多数病例为自限性，症状会在3～5天内自行缓解。

旅行途中要常备一些止泻药物以帮助病情恢复，如蒙脱石散效果就比较理想，并且成人和小朋友都可以使用。

在特定的情况下，可能需要使用抗生素。抗菌治疗可以将疾病的持续时间缩短为1日左右。但是最好在医生的建议下使用，避免不懂而盲目乱用药物，延误治疗的时机。

腹泻期间，患者一般胃口较差，所以要以清淡营养饮食为主。即使去遍地美食的地方也要克制自己，不要再去吃辛辣刺激和油腻重味的东西。

最后，我要在这里提醒大家，旅行者腹泻通常是自限性的，就是自己会恢复，症状大概持续1~5天。有研究表明，8%~15%患者的症状会持续1周以上。如症状未见好转或出现结肠炎症状，则要及时到专科医院进行规范治疗。

希望大家出去游玩或者出差时都有充分的准备，减少出现水土不服的可能。

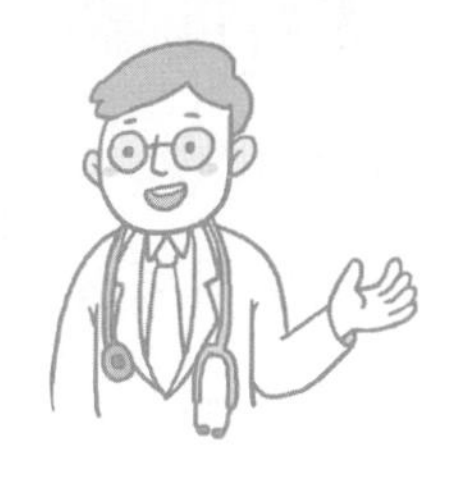

宝宝也脱肛？莫慌

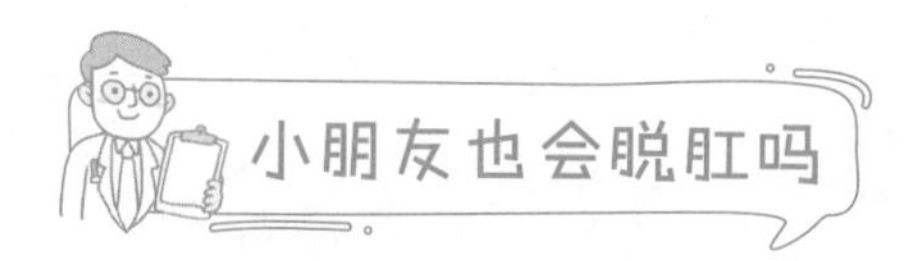

最近在门诊，我会碰到这样的患者，他们往往小到不会说话、不会走路，只能用哭声表达自己的不舒服，这时家长往往会焦急地告诉我宝宝便便之后肛门里有一些肉掉出来回不去。我检查之后才明白小朋友是直肠脱垂，就是俗称的脱肛。

看到这里，就会有人问了，印象里往往是上了年纪的人才容易脱肛，小朋友为什么也会出现这些问题呢？

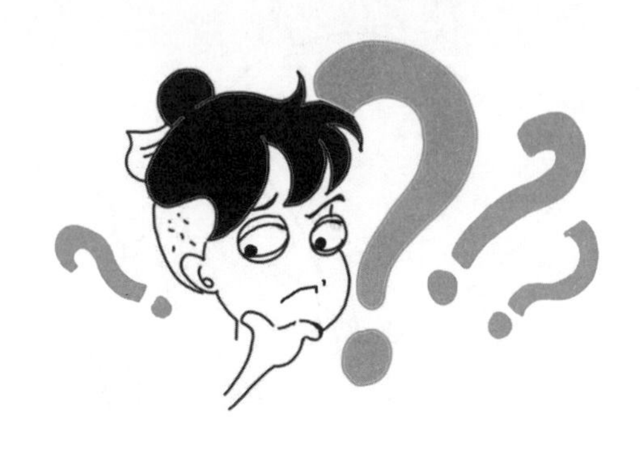

有这样的疑问是正确的，但是大家不能局限在一个固定的思维模式中。

我在这里向大家更正一个错误的观念：脱肛这个病不是一定只有某个年龄段才会有，婴幼儿、成年人及老年人都会发病。这个病就是部分或全部的直肠黏膜从肛门里掉出来，所以被形象地称为脱肛。小朋友的脱肛在没有基础诱因的情况下很少出现，有研究提示脱肛通常发生在婴儿期到4岁间的儿童，出生后第1年的发生率最高。

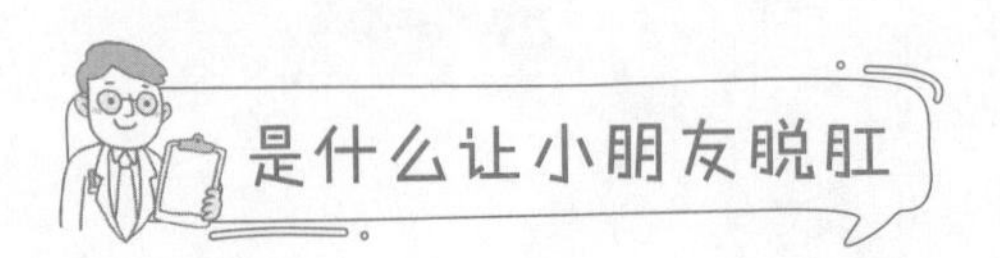

那我们来探究探究，看看诱发小朋友脱肛的因素有哪些。

腹内压增加

因为慢性便秘、长期咳嗽、过度呕吐等疾病导致腹内压增加，使得脱肛出现。

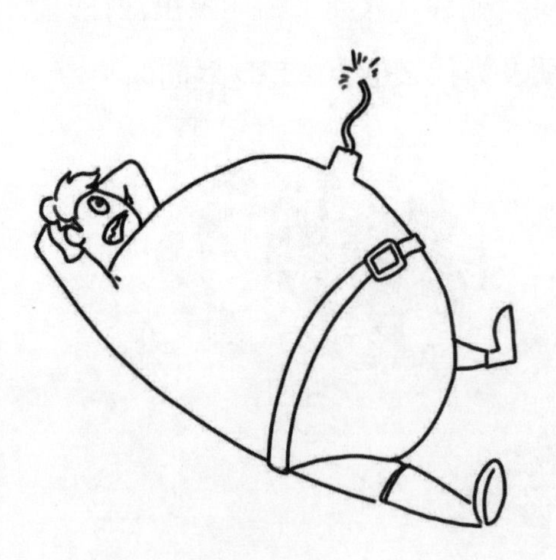

腹泻疾病

急性或慢性腹泻疾病、肠寄生虫（如蛔虫）等也容易导致反复多次的排便，从而诱发脱肛。

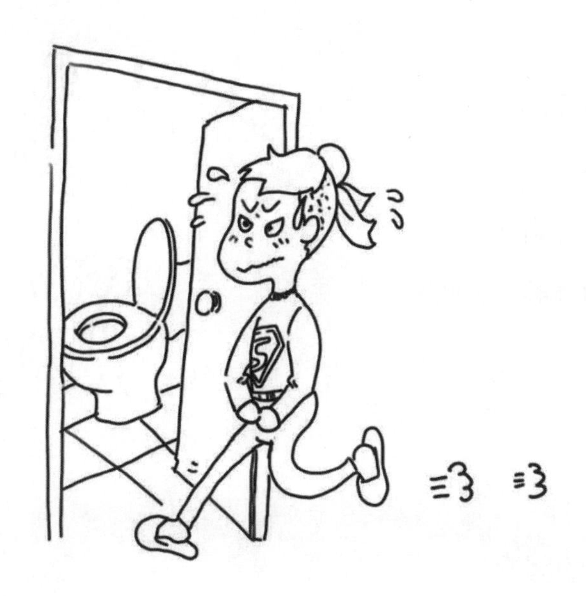

营养不良

长期营养不良，身体虚弱，肛门也会变得“虚弱”，当然容易脱肛。

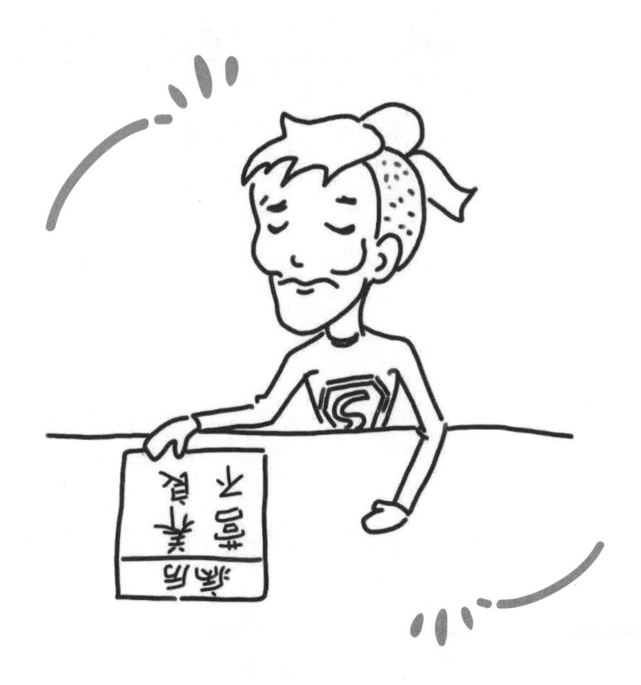

盆底肌薄弱

肌肉力量不够，“拉”不住肠子和肛门，也会导致脱肛。

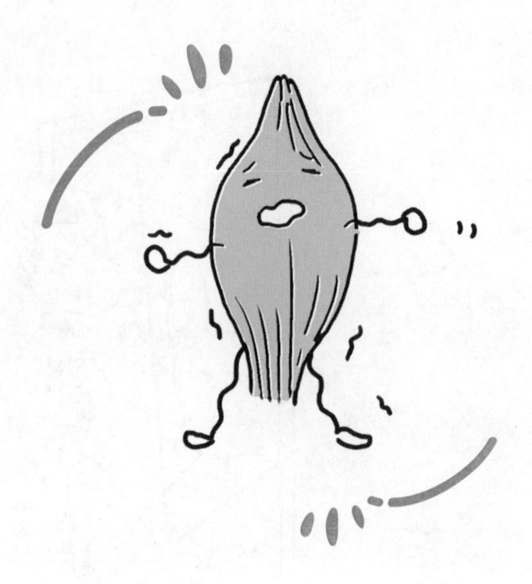

其他因素

炎性息肉、息肉样病变、溃疡性结肠炎相关的假息肉也可导致脱肛。

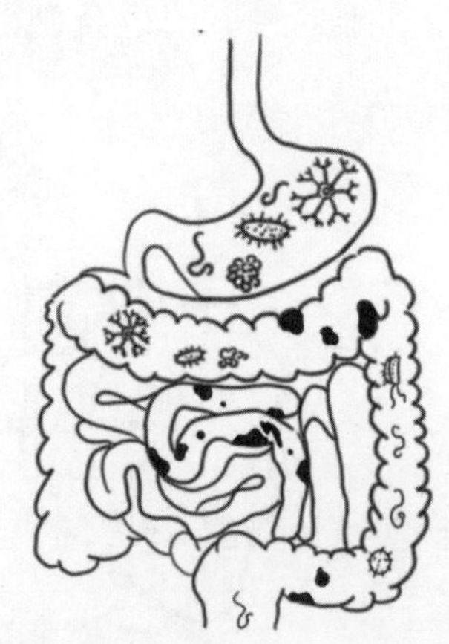

一般根据家长描述的病史和医生对小朋友的检查就可以做出脱肛的诊断。如果脱出的东西已经自己回去了，医生会让小朋友模拟排便的动作去让那些东西重新脱出来，方便医生诊断。

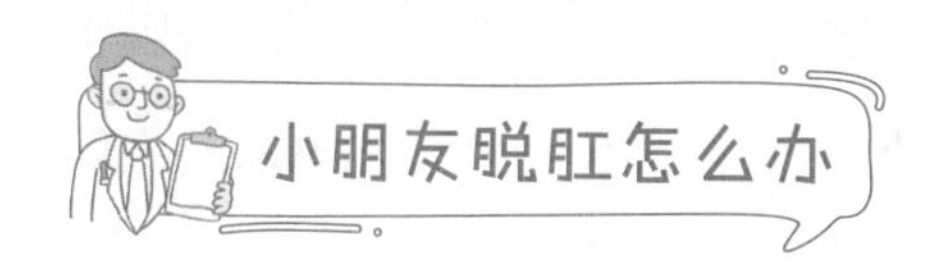

小朋友脱肛一般以保守治疗为主，同时要诊断和治疗诱发因素，积极治疗诱发因素是治疗小朋友脱肛的关键。

想要小朋友脱肛有好的治疗效果，就需要充分认识那些诱发因素并进行治疗。例如：防止小朋友长期便秘或长期拉肚子，保证排便正常；避免小朋友长期咳嗽和呕吐；加强营养。

大约90%在9月龄到3岁之间发生脱肛的小朋友在进行基础保守治疗后有较明显的好转，不需要外科治疗，并且6岁以后病情罕有复发。

在日常生活中，当宝爸宝妈们发现小朋友脱肛后，如果那些掉出来的肉肉没有及时回去，就要尽快帮助把它们推回去。如果不及时进行处理，掉出来的肉肉受到反复刺激，可能会导致出血甚至出现肉肉卡住后水肿坏死。

那宝爸宝妈们该怎样正确地将宝宝掉出来的肉肉推回去呢？

第一步，将宝宝放在桌子上或父母大腿上趴着，保持像虾米一样弓背的姿势。

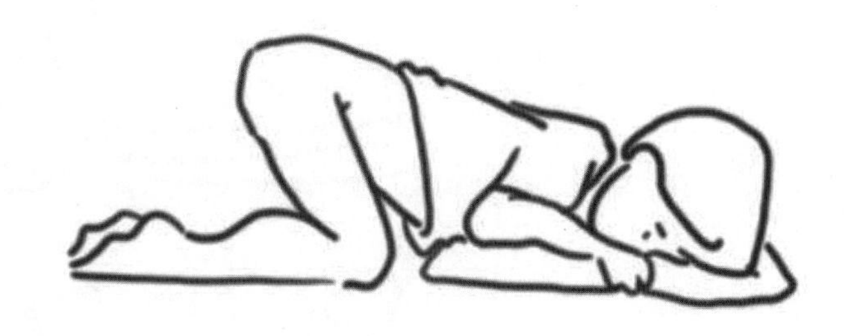

第二步，戴着润滑良好的手套轻柔但有力的持续性按压脱垂的黏膜。可以用一根手指放在直肠里用来引导把脱肛的东西推回去，这一过程一般应在5~15分钟。

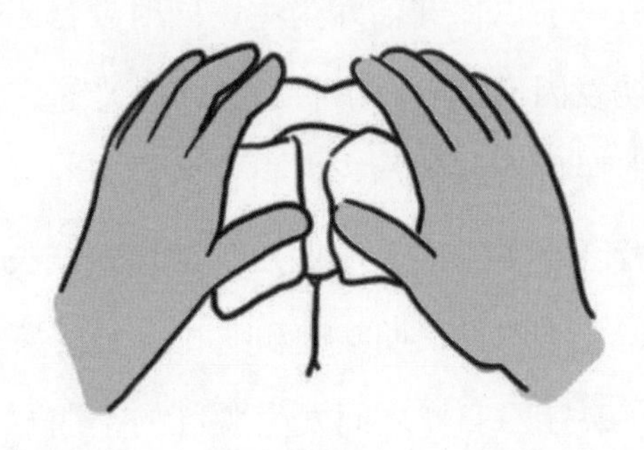

第三步，还纳后可以通过直肠指检来确认是不是完全还纳。

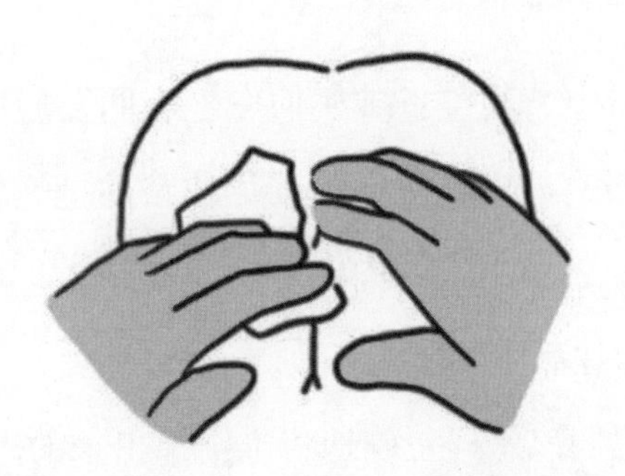

第四步，用润滑剂、纱布和胶带进行加压包扎。如果还纳后脱垂立刻复发，可用黏性胶带将两边臀部粘在一起持续数小时。

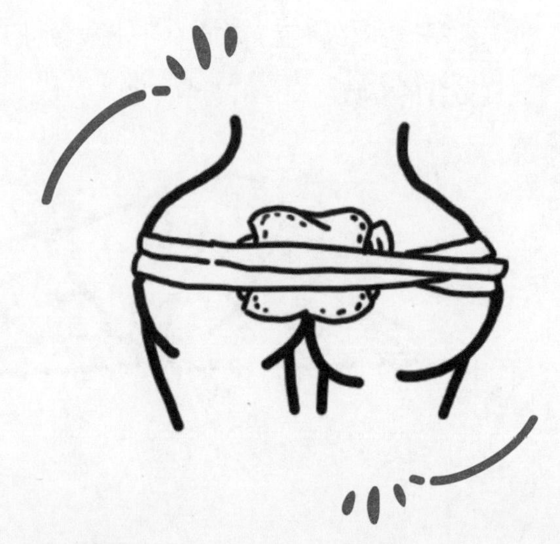

如果脱肛出来的东西非常大或者很难把它推回去，那就必须要立刻来医院就诊。

看到这里，宝爸宝妈们应该就对宝宝脱肛有一个基本认识了，遇到宝宝脱肛一定不要惊慌，要有条不紊地运用上面教给大家的处理方法，这样可以避免因为脱肛的不适而导致小朋友持续哭闹，进而加重病情。

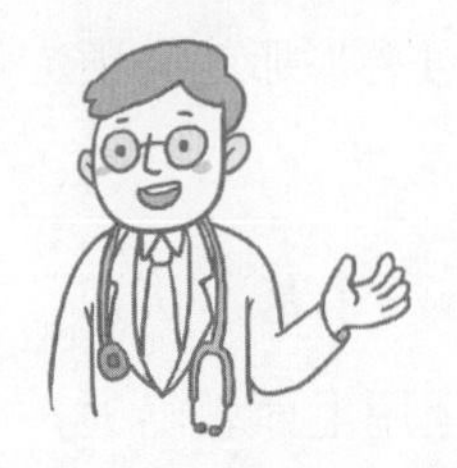

造口也有“玫瑰人生”

最近，科里陆续有几位患者因为病情需要而做了造口手术。虽然这是肛肠科的一个常见手术，但它却给患者及其家属带来了不常见的生活。

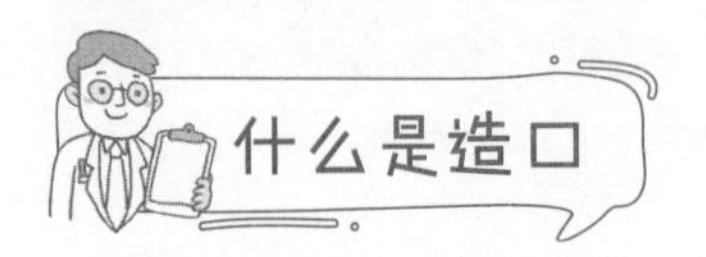

什么是造口

“造口”，一个陌生的词，相信大家并不是十分了解它。的确，哪怕是非肛肠专科的医护人员都不一定太清楚这是怎么回事，毕竟医学是越分越细，医生也是越来越专业了。但是不了解不代表造口离我们生活很遥远，相反，造口已经越来越频繁地闯入寻常百姓的生活中了。就着这个话题，我就和大家聊一聊关于造口的那些事儿。

造口，就是人们通俗理解的人工肛或者挂屎袋，或许就凭这些字面上的含义，大家也大概知道是什么情况了。

没错，所谓的造口，就是我们医生有目的地把患者肠道中的一段拿出来并且开个口子，同时去和腹壁皮肤缝合起来，外面再贴一个储存袋来装从肠子里出来的粪便，这样就达到粪便改道的效果，能让大便从人工开的

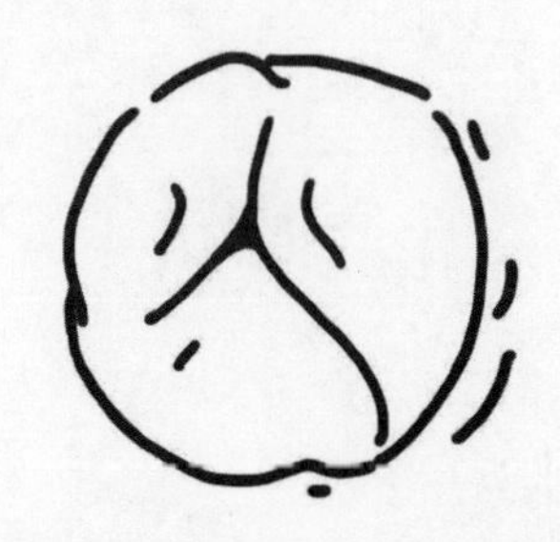

这个新口子里排出来。我们通常常用的造口位置是小肠远端（回肠造口）和大肠（结肠造口）。

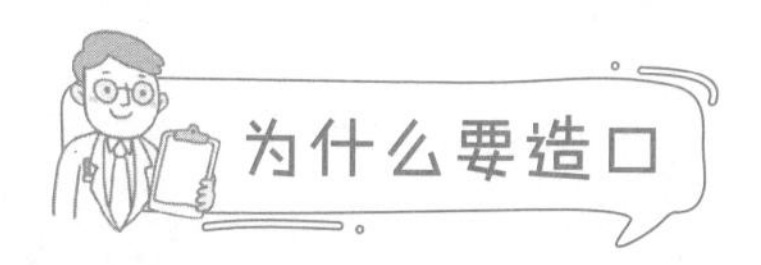

为什么要造口

并不是做了肠道手术的患者就需要造口，也不是不做肠道手术的患者就不需要造口。这话听起来有些绕口，总结起来就是要不要造口是根据病情需要来决定的。

那什么情况的患者需要做造口呢?

需要造口的疾病一般包括先天性异常、结肠梗阻、炎症性肠病、外伤性肠道破裂或消化道恶性肿瘤等，某些肛门疾病（如直肠阴道瘘）的患者根据病情需要也有可能要做造口手术。

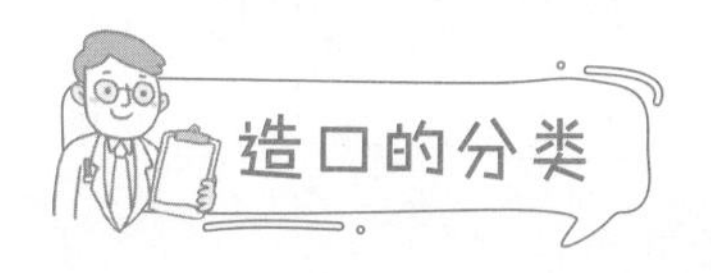

造口的分类

虽然都叫造口，但是造口也是有不同分类的，就像我们人可以分男人和女人，老人和少年。

造口可根据使用的肠段不同分类，例如乙状结肠造口和回肠造口等。也可根据造口方式的不同分类，如袢式造口和端氏造口等。而根据病情不同及治疗目的不同可分为暂时性造口和永久性造口，暂时性造口的患者等到病情稳定、条件允许之后再行造口回纳手术，就是可以把这个暂时的人工肛给关闭了，重新用回自己原装的肛门。

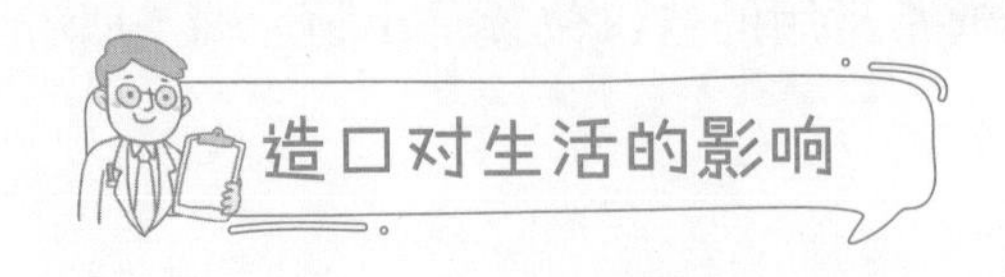

造口对生活的影响

“造口对生活的影响大不大？”这是患者最经常问我的问题，也是患者最关心的问题。

首先我们要知道，造口对生活肯定有影响，因为毕竟是人工制造出来的肛门，不如自己原有肛门那样方便和可控。

但是这样的影响是有限的，大多数有造口的患者都能够拥有丰富、健康的生活，不会因此过上与常人完全不同的生活，他们可以正常运动、工作、旅行，常人看不出来这当中有什么区别。

有些患者担心会有大便及气体漏出，让生活尴尬不堪。其实，目前针对造口来设计的储存袋日益完善，可以很好地防止粪便和气体漏出，同时，患者携带或者移除储存袋都可以进行日常的淋浴，不会让患者身上有异常气味而因此在朋友们身边坐立不安。总之，患者可以从事大多数的日常活动。

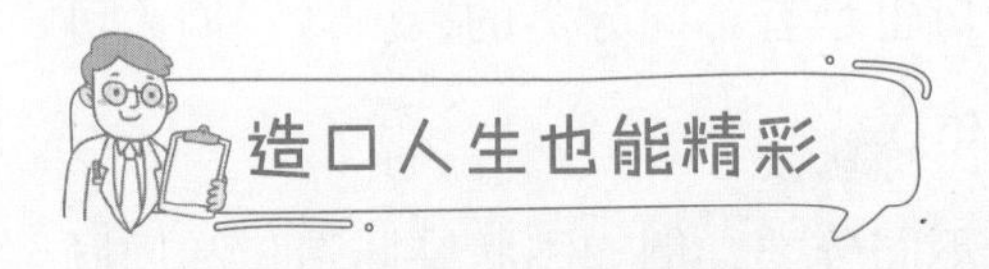

造口人生也能精彩

造口酷似盛开的玫瑰，因此有着越来越多的患者将自己“造口人生”称为“玫瑰人生”，也希望借此鼓励自己。虽然造口了，但是不代表生活就会黯淡无光，生活依旧可以艳丽多彩，生命依旧可以灿烂芬芳，即使造口给生活带来的不便犹如玫瑰上的刺一样时刻存在，但依旧不能阻止人生如玫瑰般盛开。

因为只要生活继续，美好就永远会发生。

看清“隐形恶魔”，让它无处遁形

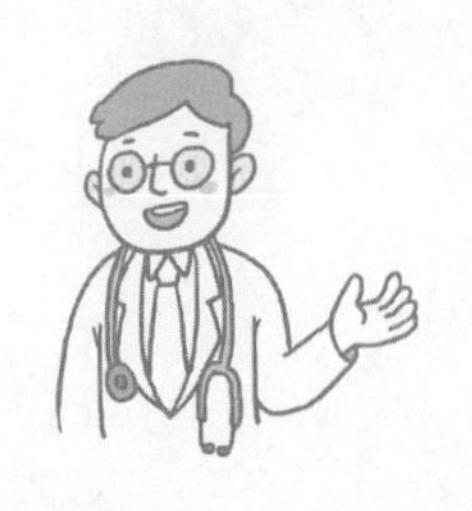

“小时不了，大未必佳”的肠息肉

看到这个标题，大家是不是觉得有些莫名其妙，这一章讲的是“隐形恶魔”，跟肠息肉有什么关系呢？

别着急，俗话说“心急吃不了热豆腐”，听我给你们细细说来。

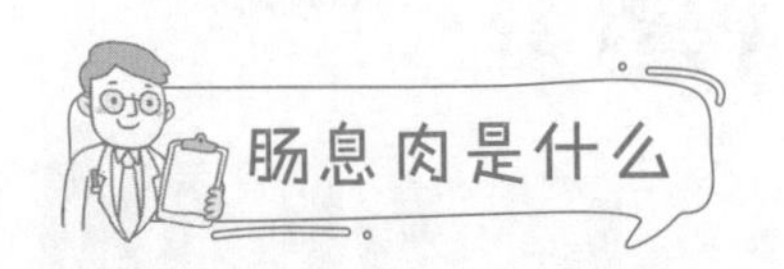

肠息肉是什么

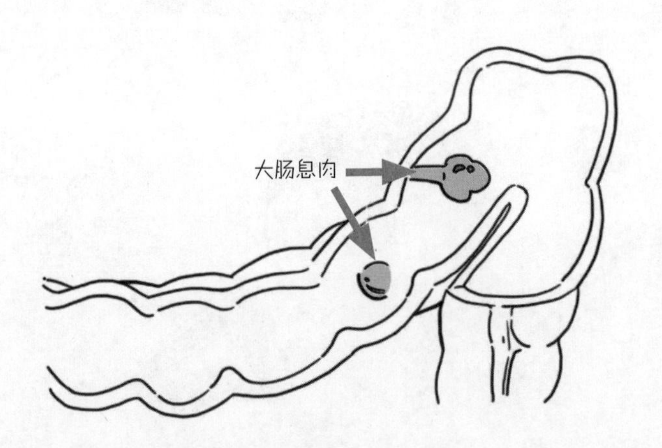

大家知道息肉是什么吗？想必大家的第一反应是听过，但是不了解。

在日常生活中，大家总是会听到医生、朋友说：声带息肉、鼻息肉、胃息肉等等，就仿佛息肉无处不在，哪哪都可以凑个热闹。

息肉，它就是组织黏膜表面向腔内突出的隆起的病变，换成大家能够理解的说法，简单地说就是长了“小肉球”。不仅仅我们平时常见的肠道内会有息肉，正如上面所说，其他地方像胆囊、胃、子宫等都会有息肉出现。而我们所说的肠息肉就是指长到肠道里的息肉，包括小肠息肉、结肠息肉和直肠息肉，一般来说小肠息肉比较少见。

看来息肉的确有些“顽皮”，处处可见它的身影。

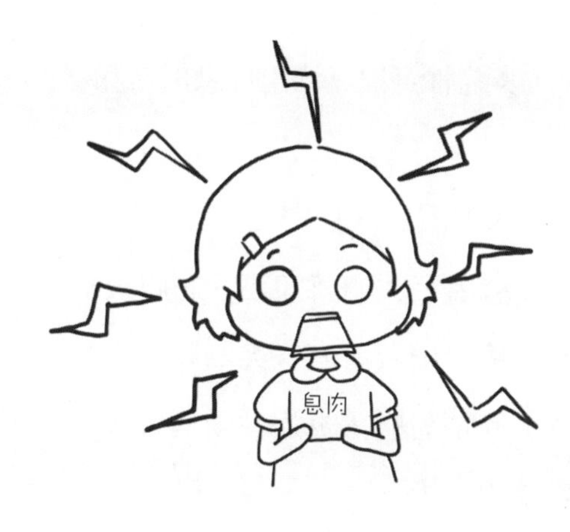

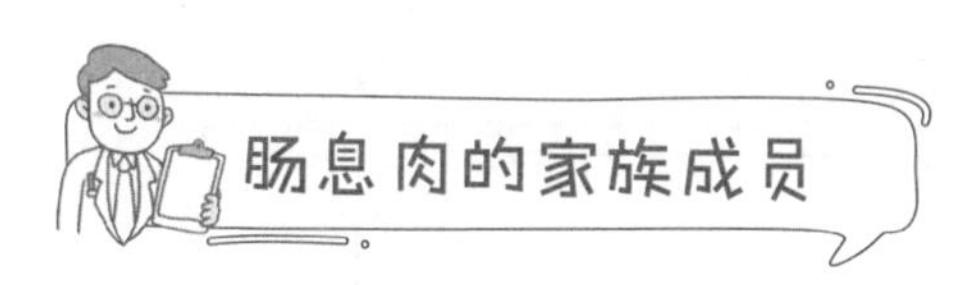

肠息肉的家族成员

虽然都叫肠息肉，可并不是所有的肠息肉都是一样的哦，而是各有各的特点。

就像每个人基因不一样，生长的环境、背景也不一样，使得大家都有自己的个性和特点。肠息肉也是这样的情况，根据病理诊断方面的不同，可以把它们分为：

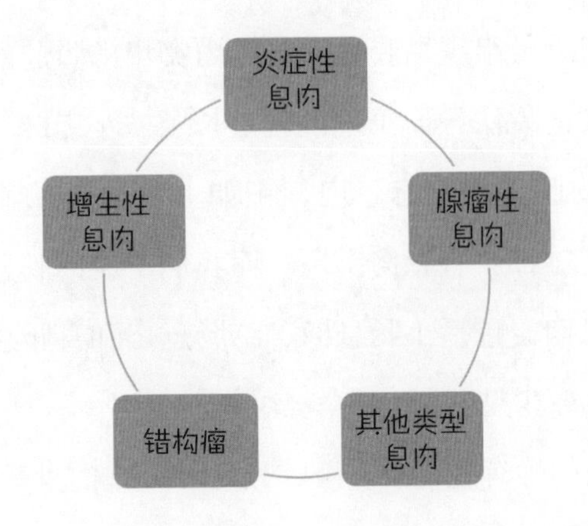

其中前三类（炎症性息肉、增生性息肉、腺瘤性息肉）是较为常见的。

那我们就分别来看看这三种常见的息肉到底有什么不一样。

炎症性息肉，看名字我们就知道，它跟炎症的关系那肯定是亲密无间了，它能够伴随着所有各类的肠道炎症而出现，特别是在溃疡性结肠炎、克罗恩病等炎症性肠病中多发。但是呢，一般来说它是不会癌变的。

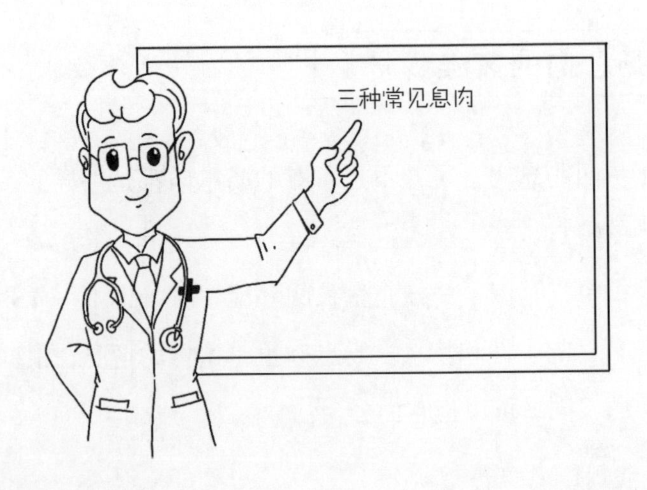

增生性息肉，所谓“过犹不及”，就是因为大肠的上皮局限性地过度增生而出现，简单理解就是“长多了”，在直肠比较多见。大多数增生性息肉的主要颜色是白色，是约5mm大小的扁平隆起性病变。通常它也不会癌变。

腺瘤性息肉，相较于上述二位呢，它就特殊了。重点来了，它也被称作肿瘤性息肉，被认为是癌前病变，需要引起大家的高度重视。有统计数据表明，有80%的大肠恶性肿瘤是由肠道的腺瘤性息肉演变而来，而在我国，大肠恶性肿瘤的发病率呈一个持续上升的趋势，因此，对腺瘤性息肉的重视就是对生命的重视。

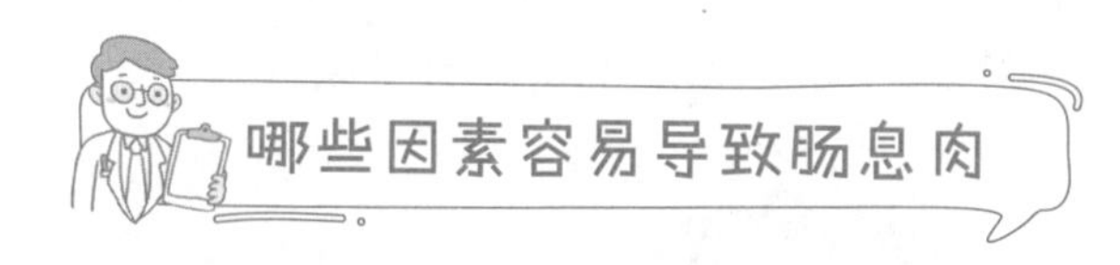

肠道慢性炎症

长期的炎症会导致肠息肉发生，不过，一般这种息肉都是增生性息肉。

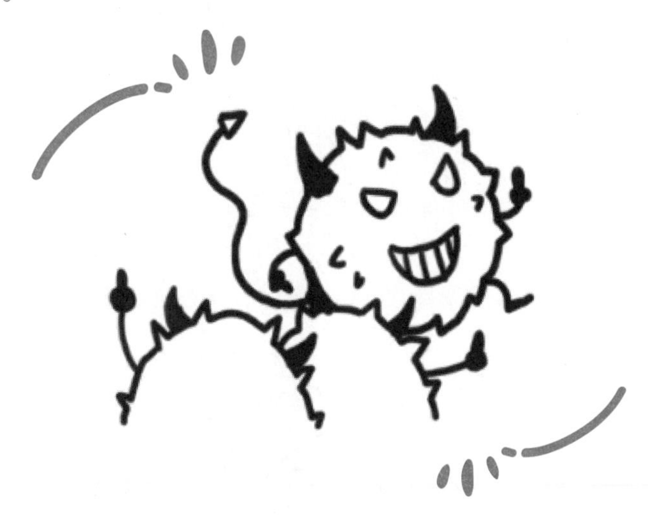

遗传因素

肠息肉的发生存在明显的遗传性，父母辈发生肠息肉，子女发生肠息肉的概率会更高。

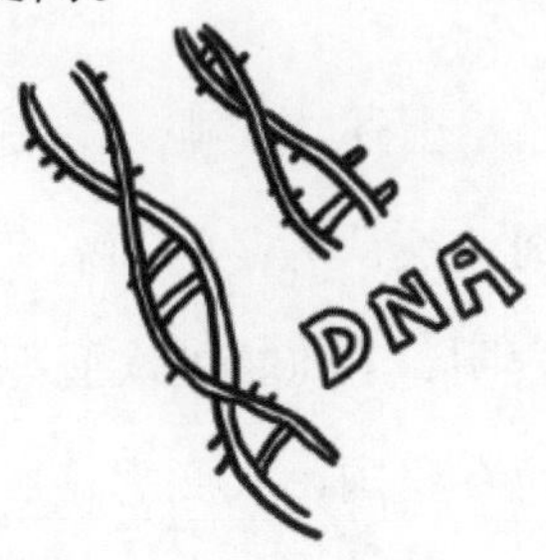

不良生活饮食习惯

日常饮食荤素搭配不合理，也有更大的可能发生肠息肉。

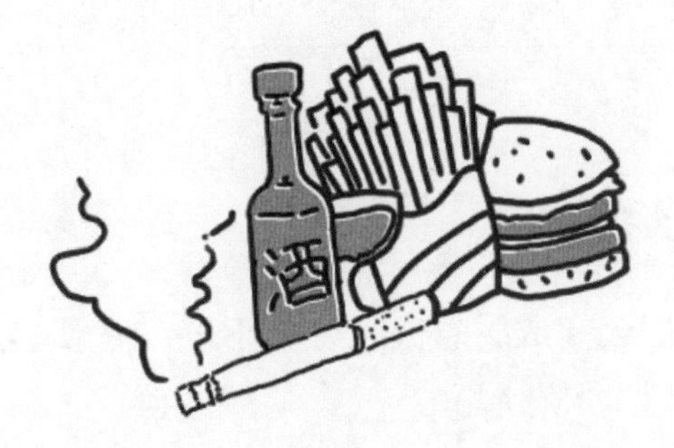

胚胎异常

胚胎发育异常属于先天性问题，肠息肉在胚胎时期就已经存在了。

年龄较大

年龄增大，长息肉的概率也会增加。

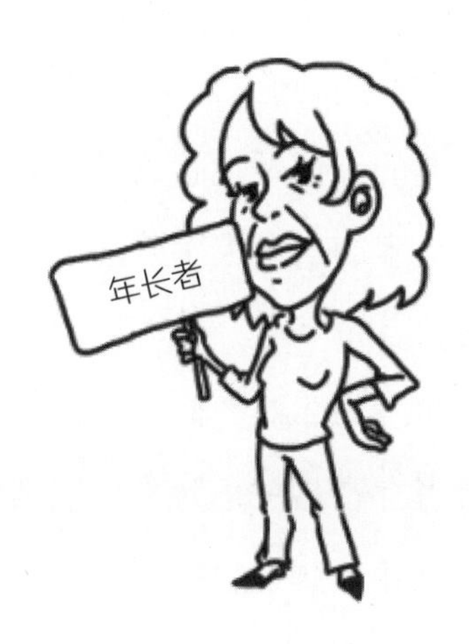

杜绝肠息肉从调整生活习惯开始

对于这些会导致肠息肉的因素，我们必须毫不留情地消灭它们。虽然有一些因素是我们无能为力的，比如说遗传和胚胎异常，但是呢，我们还是可以采取一些其他办法去预防肠息肉的出现。比如说：改变饮食习惯，吃一些脂肪含量少，富含蔬菜、水果和膳食纤维的食物；该减肥的减肥（如果您的体重超标）；拒绝吸烟和饮酒；加强锻炼增强免疫力。

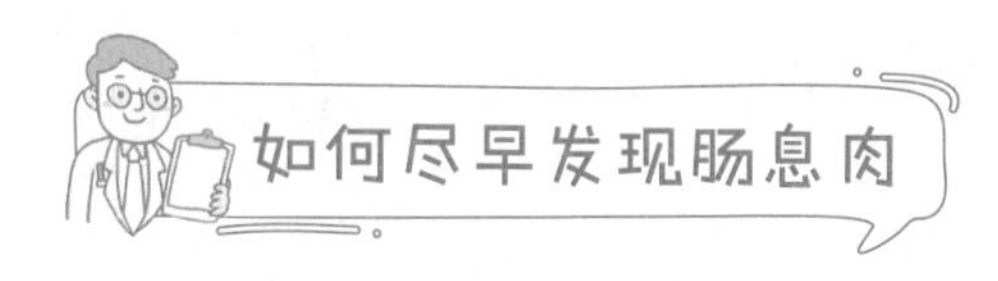

我们怎么样才能知道肠道里是不是有息肉呢？

肠息肉可不是什么“三好学生”，可不会给你举手打报告说它来了。因为大多数的肠息肉可以在没有任何症状的情况下隐匿生长，悄悄地、悄悄地……很难被发现。

往往是当你出现了一些肠道的症状和不舒服的时候，像便血了、有黏液便了、大便的习惯及性状改变等等，才会告诉自己该去医院检查看看了。更多朋友是去医院简单地开些药而没做肠镜检查，故而忽略了肠息肉的存在。

因此，对于有上面说的那些类似于“警报”一样的症状，或者年龄40岁以上，或者存在相关危险易感因素（如超重、吸烟和饮酒等），或者有家族相关肠道疾病病史的朋友，我们都建议定期去做肠镜检查，以明确有无肠道息肉。

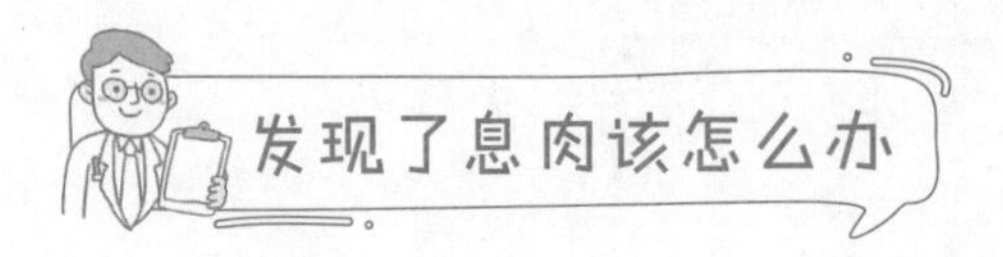

可别有“它好歹是自己身上的一块肉，和自己血脉相连”而舍不得与它分别的想法，该出手时就出手。

发现了肠道息肉，医生给你的建议就是早治疗早处理，因为早治疗就能及早预防癌症。

冰冻三尺非一日之寒，息肉的生长有一个过程，同样，它的恶变也需要一个过程，在这个过程中，只要它没有癌变，早期积极处理都会获得最大的治疗收益。

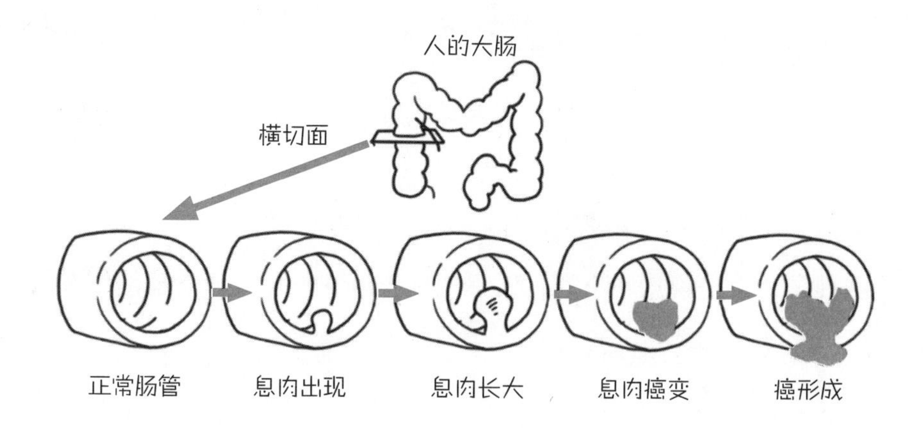

对于息肉，目前医学上已经有着完善的治疗措施。针对不同大小、不同形态的息肉都有着不同的规范治疗方案和措施，如氩离子凝固术、热活检钳摘除、圈套器圈套等等，做这些治疗不会有明显的不舒服，并且现在也有了无痛肠镜及无痛治疗技术，大大改善了治疗过程中的感受。

你需要做的就是去正规医院接受专科医生规范的治疗，这样才能让肠道内多一点点的小肉球不会给你带来多一点点的烦恼。

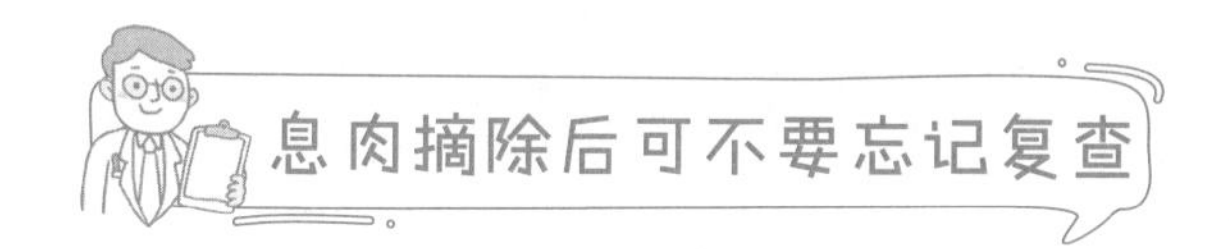

息肉摘除后可不要忘记复查

看到这里，是不是就以为我们要说的就结束了？

看到这里，是不是就以为切了息肉就万事大吉了？

送给你一句话：不要想得太简单。

因为你还要复查，因为你还要复查，因为你还要复查。重要的事情说三遍。

根据息肉的大小不同和性质不同，复查时间安排也不同，一定要记住医生跟你说的复查时间，可不要存在侥幸心理，因为息肉可是会复发的哦！同时，你也要告诉你的家里人该来做一做肠镜了，毕竟息肉是会遗传的。

现在明白为什么要选这样一个标题了吧，“小时不了，大未必佳”，就是说息肉小的时候不处理，等它长大了可就不是什么好事了哟!

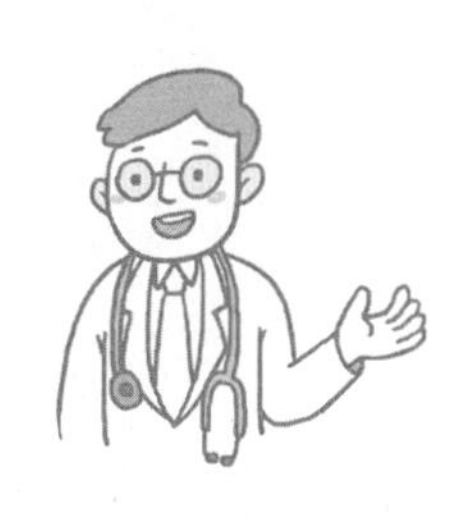

对“隐形恶魔”结直肠癌说“不”

国家癌症中心的数据显示：全国每天约1万人确诊癌症。每分钟约7人确诊癌症。每10秒就有1人确诊为癌症。

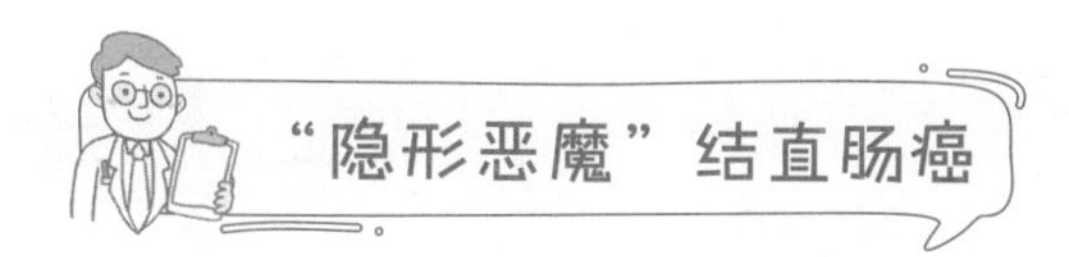

“隐形恶魔”结直肠癌

人们往往容易忽视一个高发病率的肿瘤，那就是结直肠癌（大肠癌）。结直肠癌的发生率会随着年龄的增加而增长。结直肠癌虽然古已有之，但是随着社会经济的发展、环境的改变等因素的变化，它在我国的发病率和死亡率表现出升高趋势，已经成为家庭、社会和国家日益加重的负担。由于结直肠癌早期可以没有任何症状表现，目前结直肠癌早期诊断率偏低，所以它被称作“隐形恶魔”。大多数患者发现疾病时已经是中晚期，这时的治疗效果往往不佳。

因此，对于结直肠癌，我们要树立正确的预防和治疗观念，“早发现，早治疗”往往能带来好的治疗效果。我们要知道，很多癌症都是可以预防的，结直肠癌同样也是，要坚决地对隐形恶魔说不。

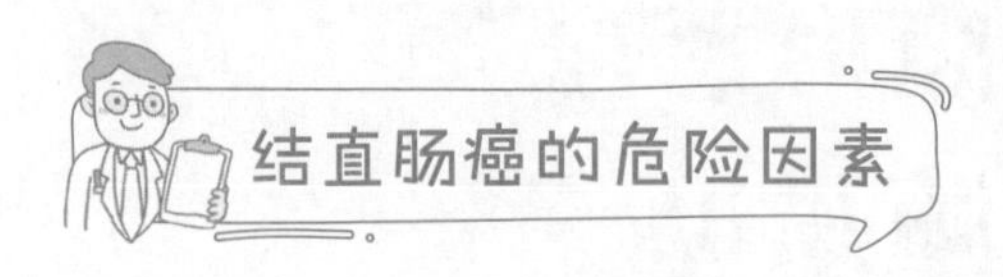

首先，我们要知道结直肠癌的危险因素的是什么。

所谓的危险因素，就是容易让人得病的因素。结直肠癌的危险因素分为三类：

社会人口因素

老年、男性

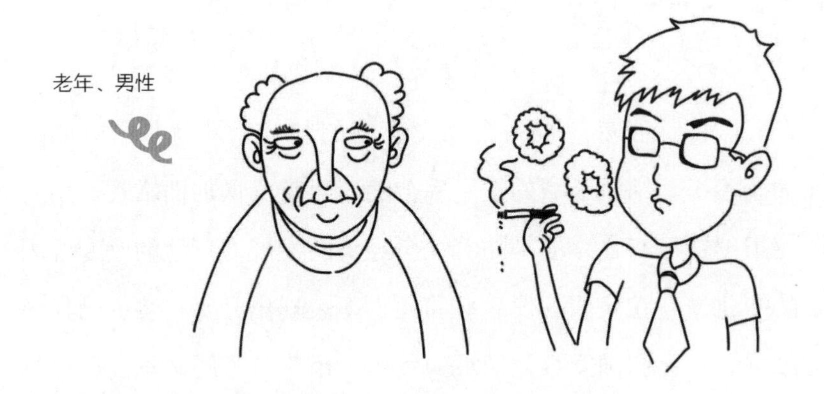

生活习惯因素

红肉和加工肉制品、肥胖、饮酒、吸烟等

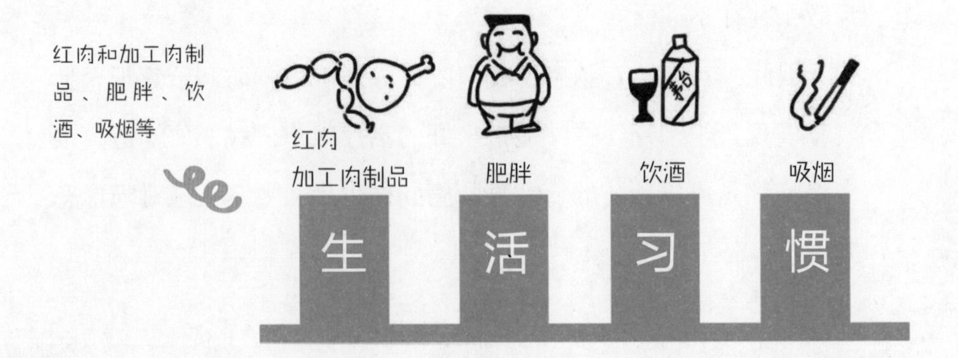

疾病因素

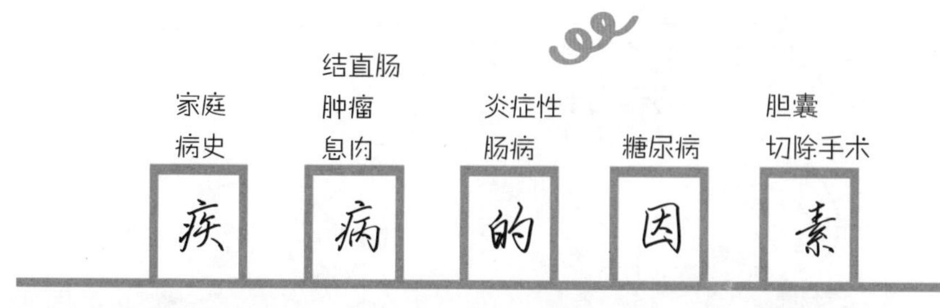

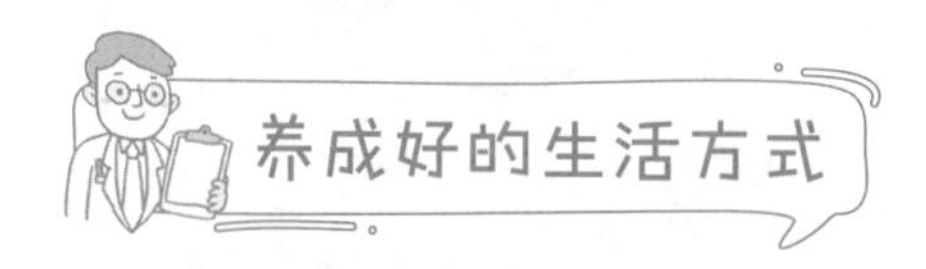

针对这些危险因素，我们只要改变一些基本的生活方式，就可以最大限度地降低癌症发病率。同时，这些改变也对降低一些其他的慢性病（心血管疾病、脑血管疾病和糖尿病）的发病率有正面影响。

这样的生活方式包括：

避免吸烟

吸烟可导致各种疾病，癌症也是其中的一种。

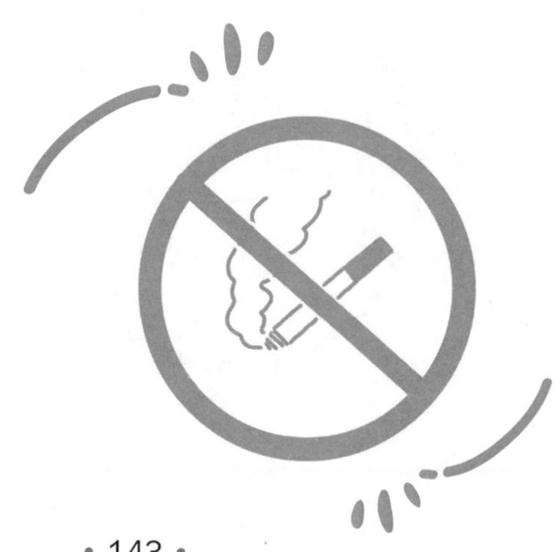

积极锻炼

根据日本一项研究显示，体育活动可降低结直肠癌、肝癌、胰腺癌和胃癌的风险。

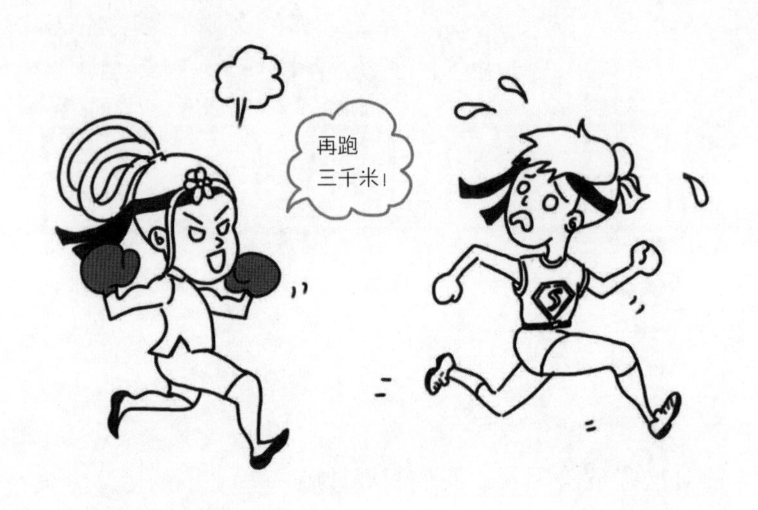

保持健康的体重

有研究估计，所有癌症中有20%是由肥胖所致。

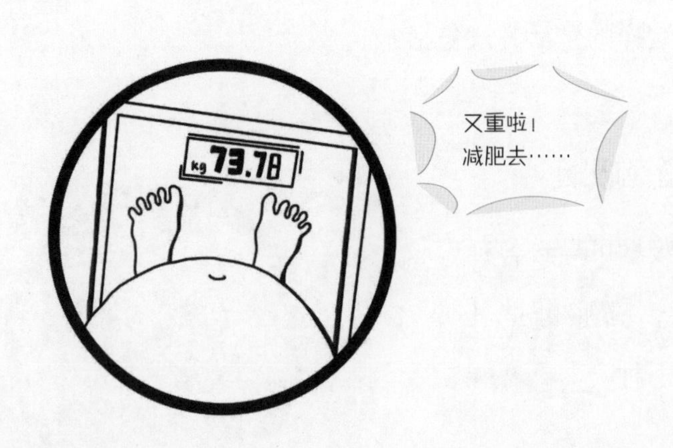

摄入更多水果、蔬菜

每天摄入充足的水果和蔬菜，能让你保持大便通畅，远离结直肠癌。

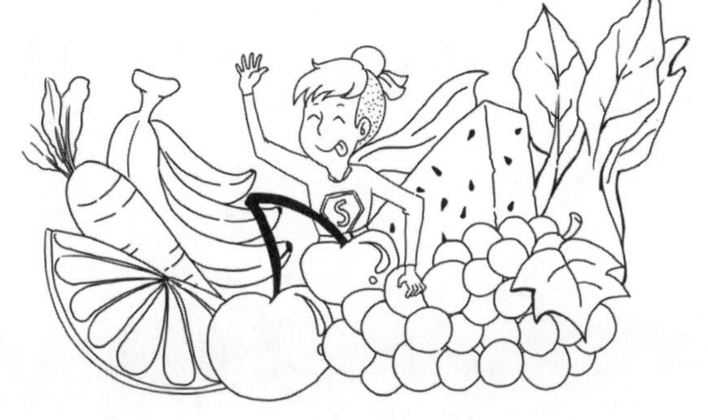

限制饮酒

酒精不仅会引出各种癌症，也会导致其他问题如肝硬化，因此要尽量减少饮酒。

定期体检

定期体检，早发现问题，就能尽早解决，把癌症消灭在萌芽状态。

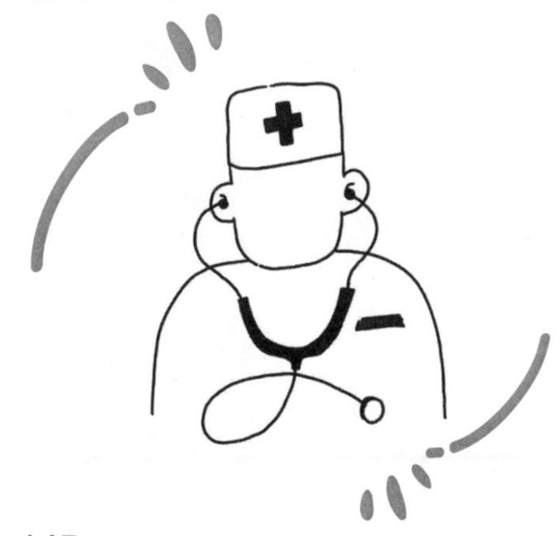

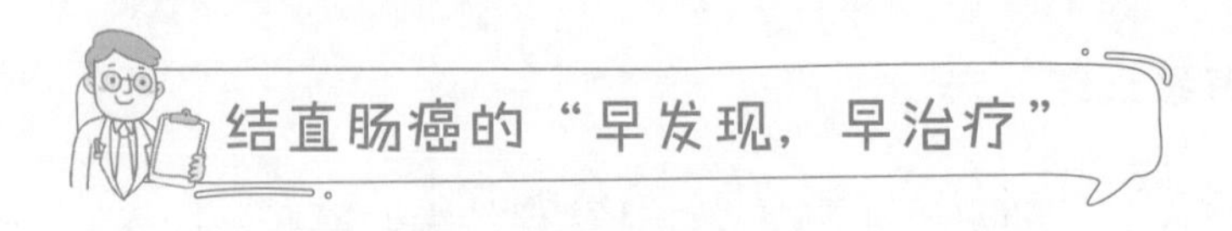

在前面的章节中我已告诉过大家，结直肠癌中的很大一部分比例是由结直肠息肉发展而来，但是，结直肠息肉癌变是有一个过程的。

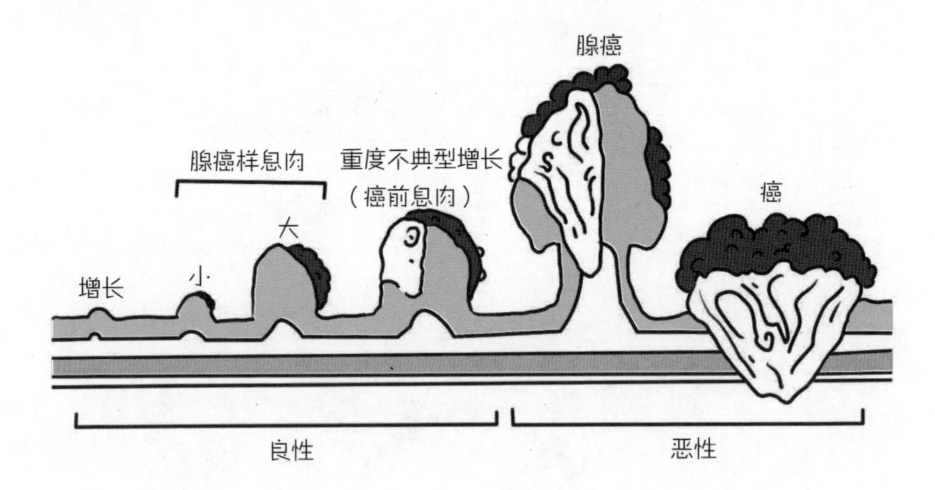

因此，想要预防结直肠癌，可以有针对性地进行粪便隐血试验检查或肠镜检查。如果在做肠镜的过程中发现息肉，评估息肉大小后，部分息肉可以直接在做肠镜时处理。

我们要坚决地对“隐形恶魔”说不，不能让它闯进我们的生活，更不能让它夺走亲人的生命。因此，我们要利用检查，如肛门指检和肠镜，做到“早发现，早治疗”，让它无处躲藏，不再“隐形”。

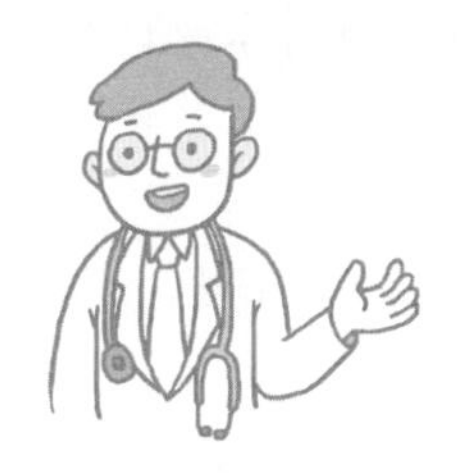

肛门指检很温柔

什么？要指检，不，我拒绝……
医生，做这个检查好害羞啊……
尴尬了

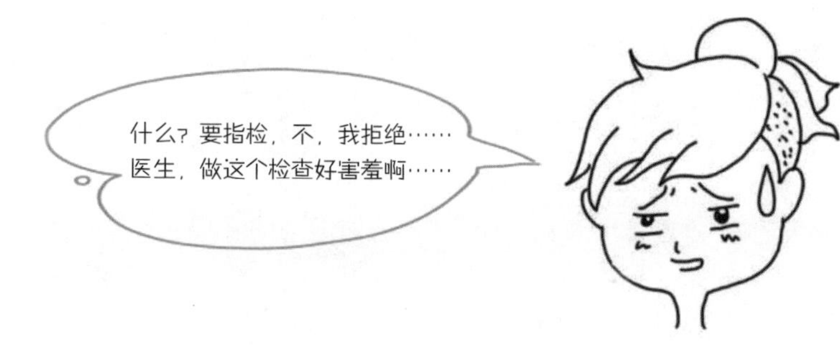

有去肛肠科看病经历或陪他人去看病的朋友，对肛肠科的一项专科检查都会有着一种莫名的尴尬情绪，检查时感觉一点尊严都没有了，内心十分抗拒，再也不想有第二次这样的经历。

而这个检查，不是其他，就是我们肛肠科使用频率极高的专科检查——肛门指检。很多患者朋友总是问我能不能不做这个检查，我就会告诉他们能不能不做这个检查不是我说了算，是根据他们的情况来决定的，我们希望通过这个检查来帮助他们解决问题。其实，肛门指检并没有那么神秘，看完下面的内容，你就知道了。

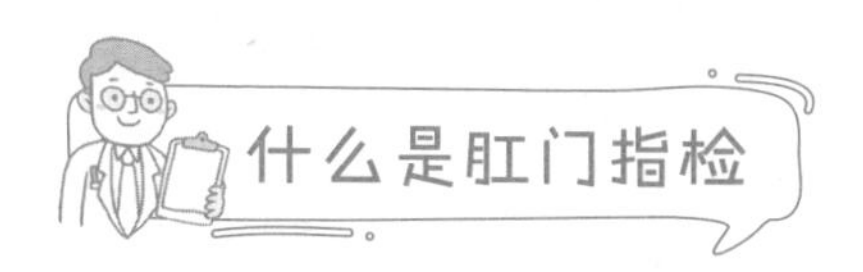

什么是肛门指检

肛门指检也称直肠指检、肛门指诊，是我们肛肠科最基本的检查手段，不需要任何辅助设备，医生用手指伸进患者的肛门，根据手指触诊的感觉和患者描述的感觉来帮助诊断。

所以，肛门指检需要医生和患者共同配合，才能达到检查的目的。

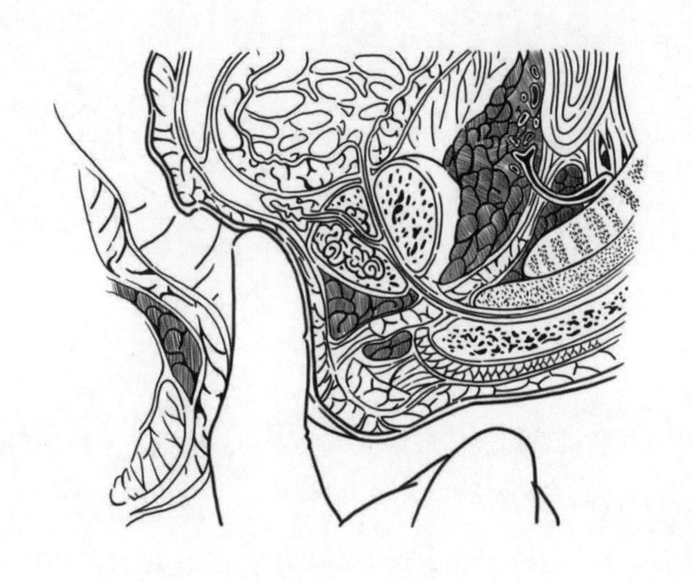

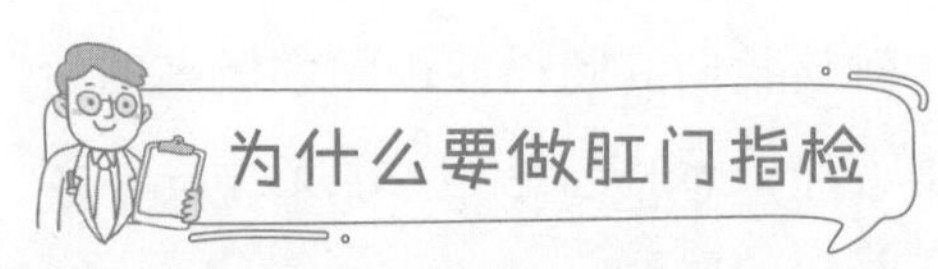

为什么要做肛门指检

有些患者就会好奇地问，为什么有些人可以不用做这个检查。那么问题来了，什么样的患者需要做肛门指检呢？

是这样的，因为肛门指检方便、快速，而且对于肛门疾病的诊断有着很大的帮助，所以一般去肛肠科看肛门疾病的患者都会被常规要求做肛门指检，而如果出现以下情况，则必须要做。

排便习惯的改变

如没有明显原因地出现大便次数增加或减少、里急后重感、排便不尽感、肛门坠胀感、大便变细或变形等。

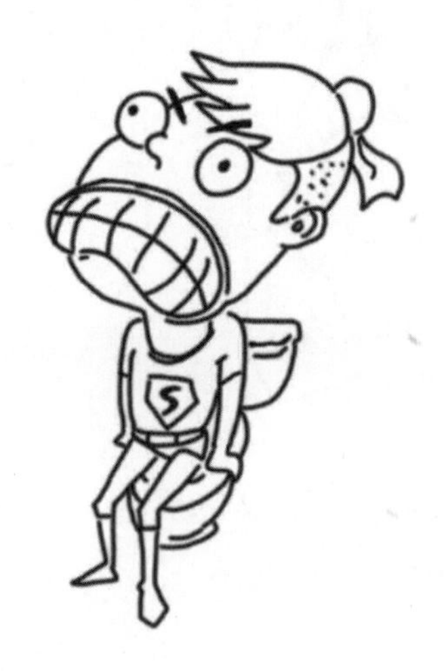

大便性状的改变

如大便变稀、不成形，大便干硬，大便带血、黏液或脓液等。

肛门疼痛

大便过程中感觉到明显的疼痛。

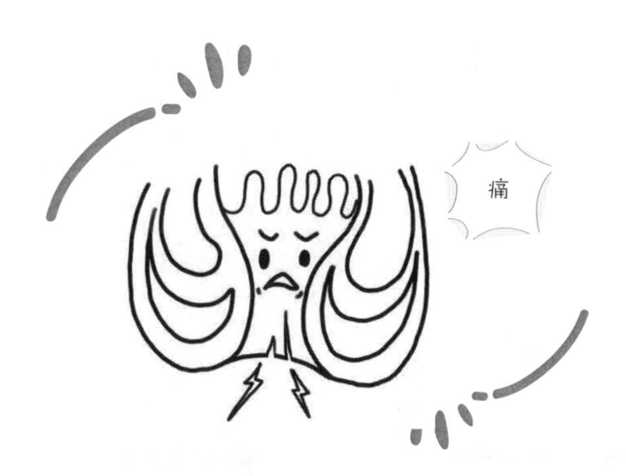

肛门肿块脱出

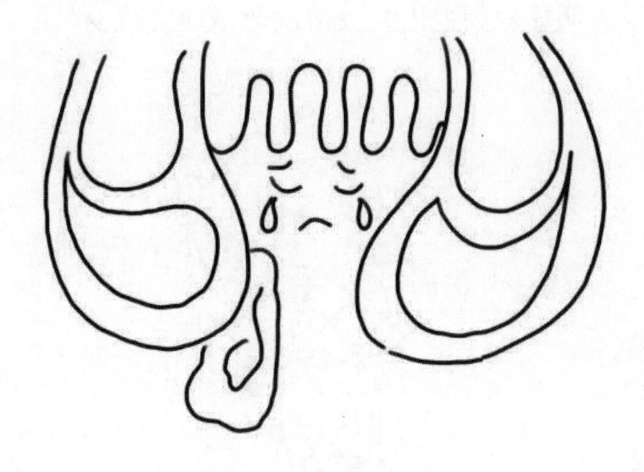

需要重点强调的是，我国大肠癌发病情况同西方国家的相比，有个显著的不同，就是高达75%的大肠癌发生在直肠，同时又以发生在低位直肠为多，就是发生在靠近肛门的地方。而肛门指检一般可以探查到距肛缘7～10cm的范围，所以很大一部分的大肠癌可以通过指检发现。

现在国内直肠癌的发病率在不断升高，而相较于肠镜检查，肛门指检是更简单方便的一种检查手段，因此，在门诊普及肛门指检，能帮助患者尽早发现位置较低的直肠癌。

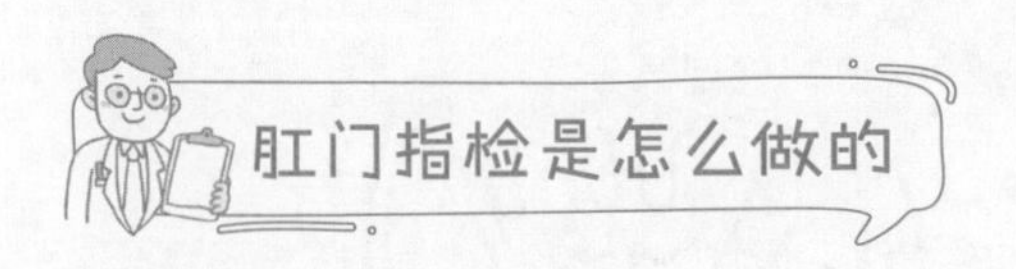

肛门指检是怎么做的

肛门指检的操作是有着具体要求的，具体来说有这样几个步骤。

（1）清洁双手，戴手套。

（2）告知患者相关事宜。

（3）涂抹润滑油。

（4）缓缓经肛门插入手指。

（5）环周充分接触，避免遗漏。

（6）退出手指时观察指套表面情况。

整个检查过程医生都会以轻柔的动作完成这个检查，同时也需要患者的配合，尽量放松，避免缩紧肛门，这样医生就能更方便地做检查。

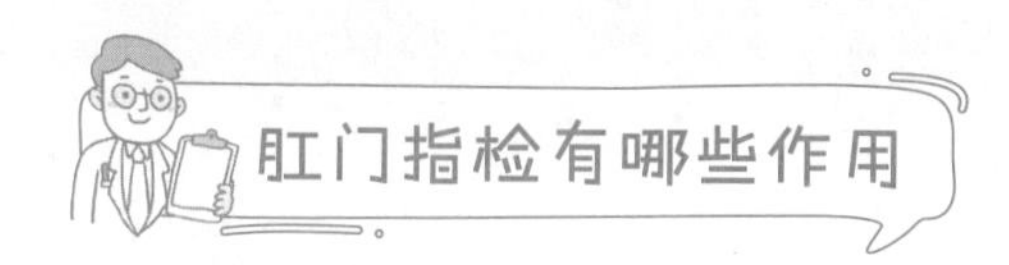

肛门指检有哪些作用

我们要知道，肛门指检并不是万能的，不能代替其他的一些专科检查，每一个检查都有它适应的范围。肛门指检对于下列疾病的诊断有着很大的帮助。

（1）辅助诊断直肠及肛管肿瘤，初步判定肿瘤硬度、移动度、与周边组织关系等。

（2）触诊了解肛门良性疾病（痔、瘘、裂）的大小、范围、走向及复杂程度等。

（3）辅助评估肛门功能，如括约肌功能及是否存在肛门失禁等。

（4）辅助评估直肠周围组织（如男性的前列腺，女性的子宫）的一些病变情况。

（5）辅助诊断一些盆底疾病（直肠前突、直肠黏膜脱垂）等。

看到这里，大家对于肛门指检应该有一个初步的了解了。所以即使肛门指检会给你带来不舒服，也希望你不要不假思索地拒绝和回避，做这些是为了更好地对你疾病进行诊断。

肛门指检不是只会使用蛮力的一指禅，也不会让您菊花残，会使用肛门指检的肛肠科医生才是你身边真正的“护花使者”。

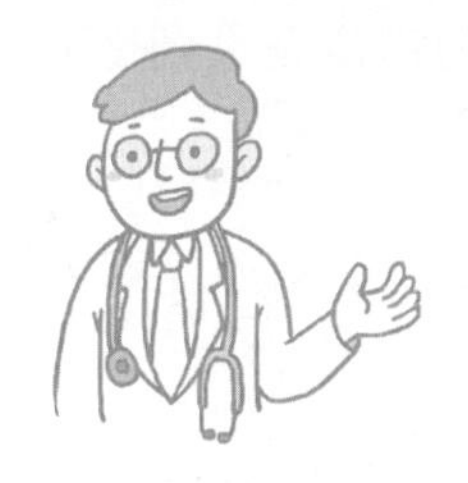

结肠镜的火眼金睛

都说我们人类是视觉动物，因此也总相信一句老话，叫作“耳听为虚，眼见为实”，我们总是更相信自己看到的东西。但是在医学界，听和看都是医生重要的检查方法，都能帮助医生更好的诊断和治疗疾病。

对于一些不同疾病，医生侧重于用不同的检查方法。例如对于肠道方面的一些疾病，目前就广泛使用肠镜检查，它是利用肠镜捕捉和传递画面的效果让我们可以直观看到肠道里面的情况，通过这双“火眼金睛”来发现毛病和处理问题。

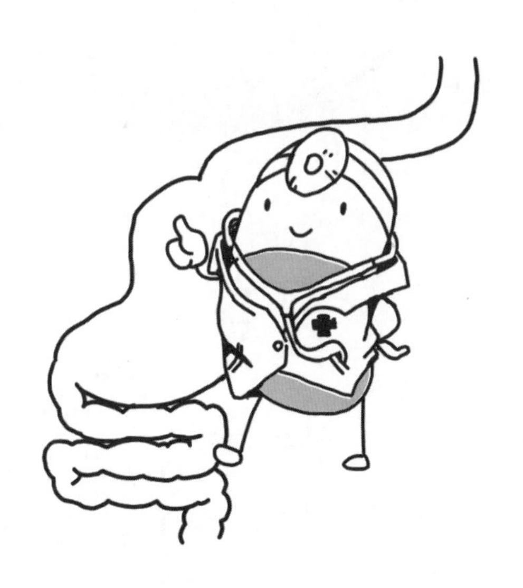

说到肠镜，虽然已经在各大医院广泛开展，但是还是会有一部分人对它比较陌生，还是会有很多人投来好奇的目光，也总有

患者不清楚肠镜检查到底是怎么一回事，不清楚肠镜检查是到底检查哪些地方，不清楚为什么要做这个检查。既然有这么多的疑问和好奇，我就跟大家好好聊一聊关于肠镜的那些事儿。

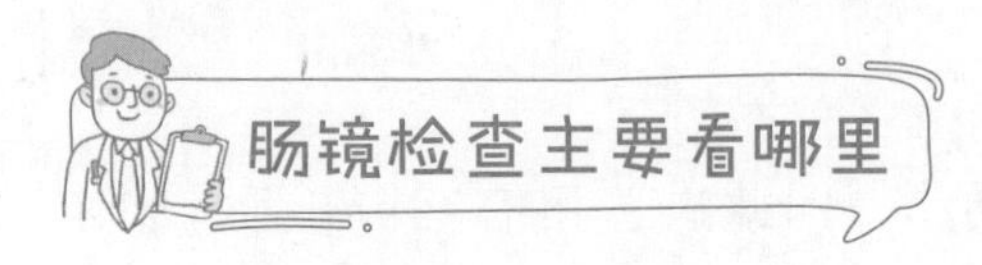

肠镜检查主要看哪里

主要看大肠（包括直肠、结肠、盲肠）和部分的小肠。

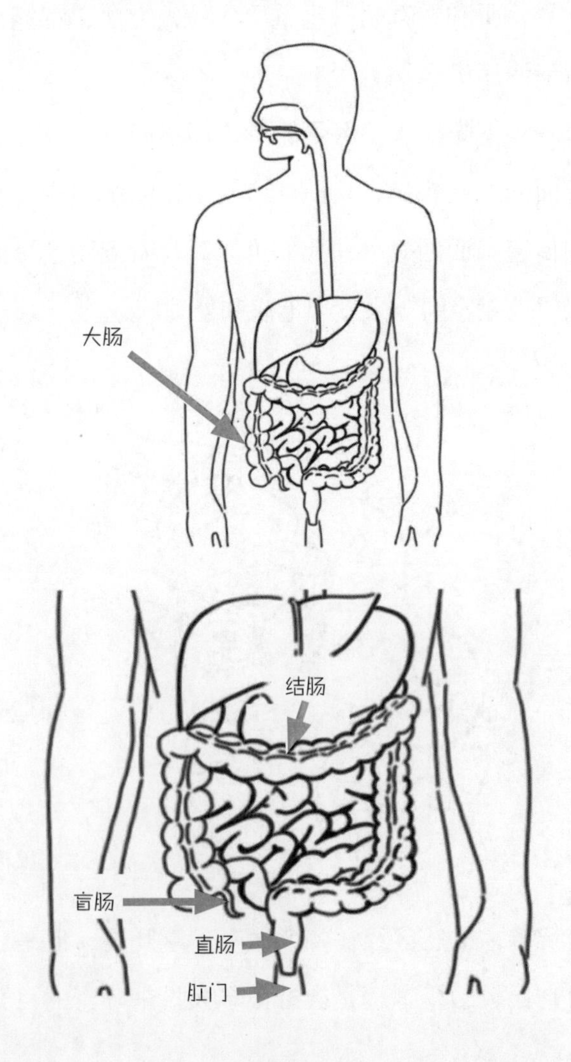

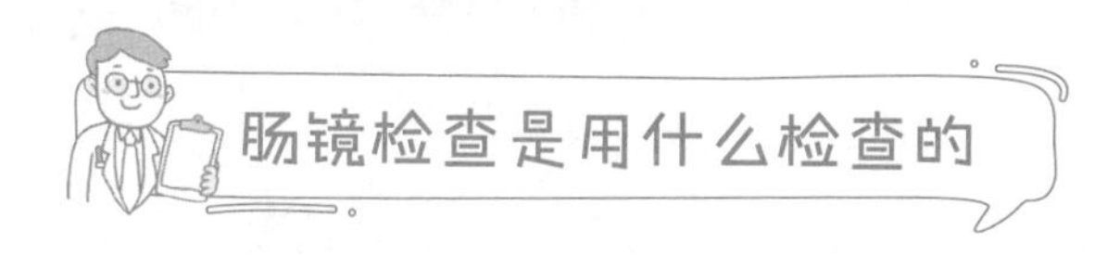

肠镜检查是用什么检查的

通常肠镜检查是使用一种直径约1cm、类似于手指粗细、可灵活弯曲转动的结肠镜来检查，它也像我们的手指一样可以自由摆动。

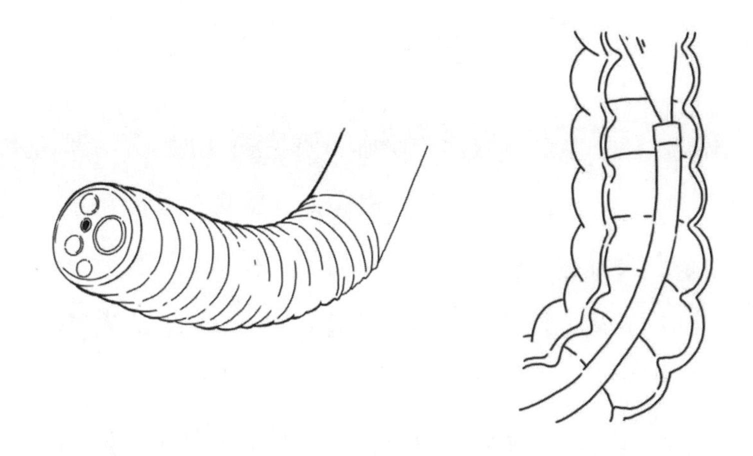

“麻雀虽小，五脏俱全”，结肠镜是高科技产物，可是具有多种功能的。我们来看看它的顶端结构就知道它的厉害了。

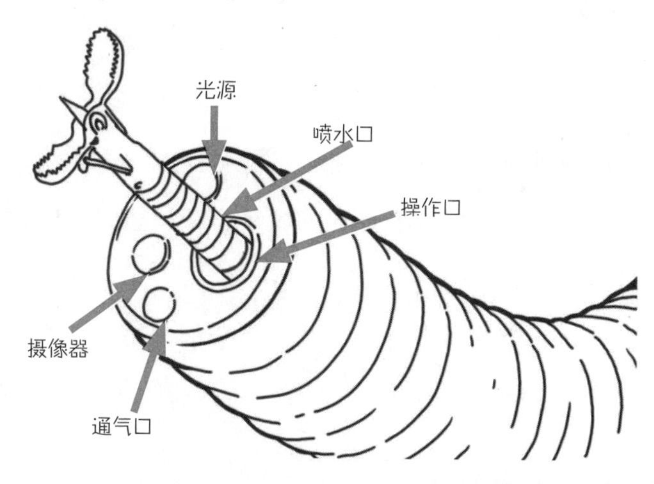

这里有光源、摄像器、喷水口、通气口和操作口，可谓是“方寸之间，别有洞天”。用它给你做检查就好比在你的肠道里放入一个可以灵活移动的小摄像头。结肠镜不仅看得清楚，而且“动手能力强”，发现了问题就可以直接从操作口内使用相关设备进行处理。

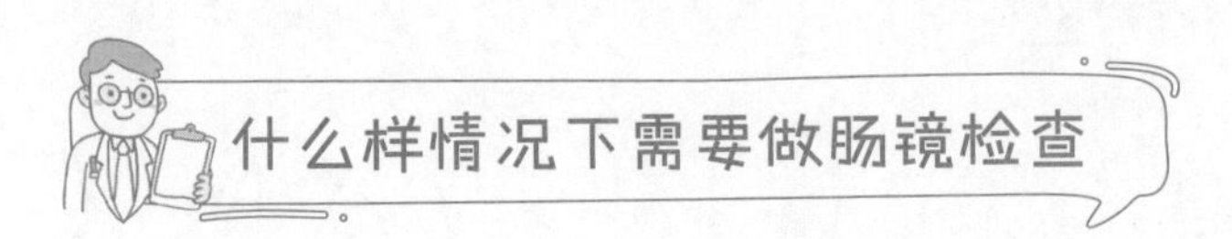

什么样情况下需要做肠镜检查

出现腹胀、腹痛、腹泻、便血、便黏液、消瘦等情况，怀疑是溃疡、炎症、出血、息肉及肿瘤等，就需要考虑做个肠镜了。

但是，没有这些症状并不意味着不需要做这个检查。因为目前我们国内肠道恶性肿瘤的发病率和死亡率在逐年上升，因此建议40岁以上的人们在体检时常规做一个肠镜检查。

如果你家里有直系亲属发现肠道恶性肿瘤或者其他一些肠道遗传疾病的话，就建议你赶紧去医院做个检查。

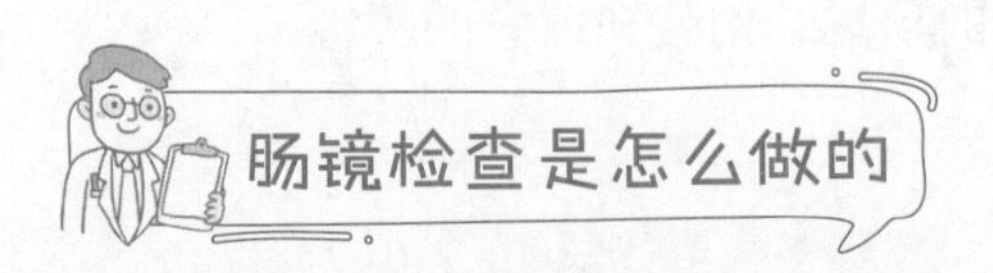

肠镜检查是怎么做的

肠镜检查目前主要分为普通肠镜和全身麻醉下肠镜，现在技术比较成熟，因此即使你做普通的肠镜，在检查时一般也不会出现明显的不舒服。

检查时间一般在半小时左右，但是会根据每个人情况有增有减，因为每个人肠道的情况不一样，不能一概而论。

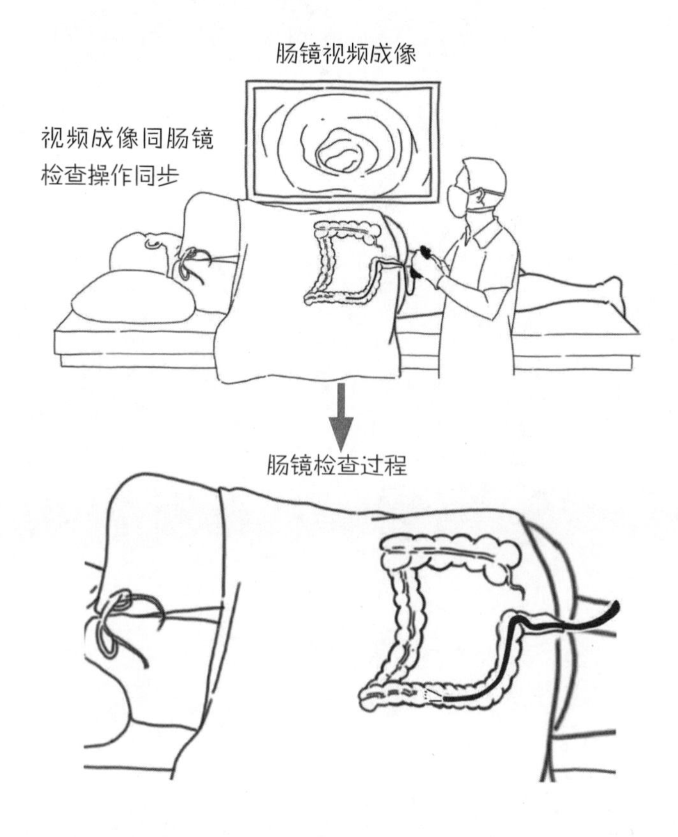

现如今，肠镜技术和设备已经高度发达，所以大家不要有恐惧和戒备心理，需要做检查时，只需要听从医生的安排就可以了。为了健康，赶紧行动起来吧。

了解这些，肠道更健康

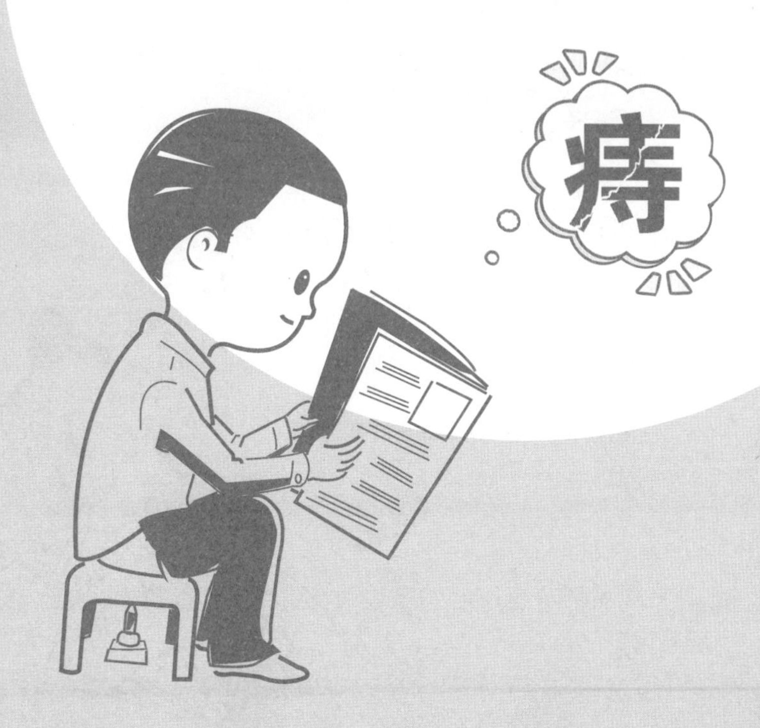

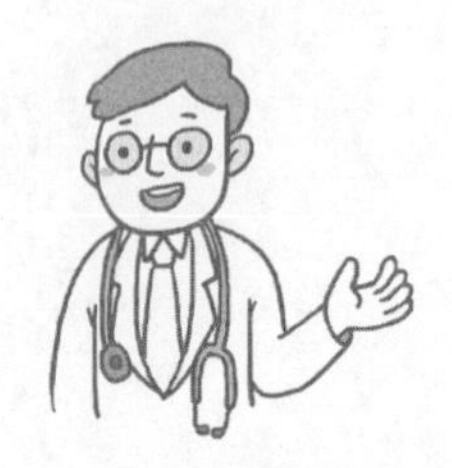

神奇的第二大脑——肠道

你要多读书，肚子里要多装点墨水。

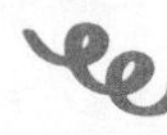

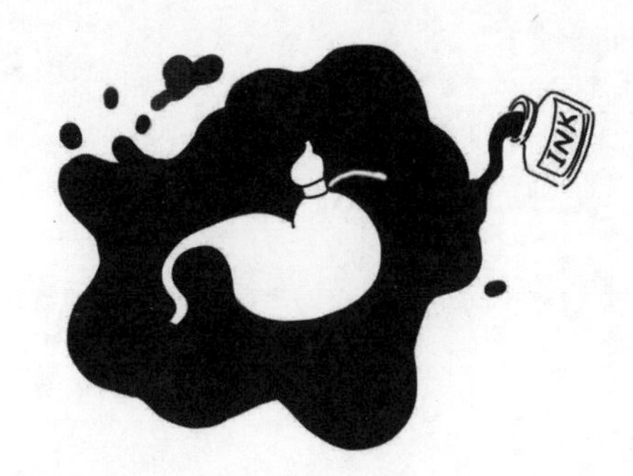

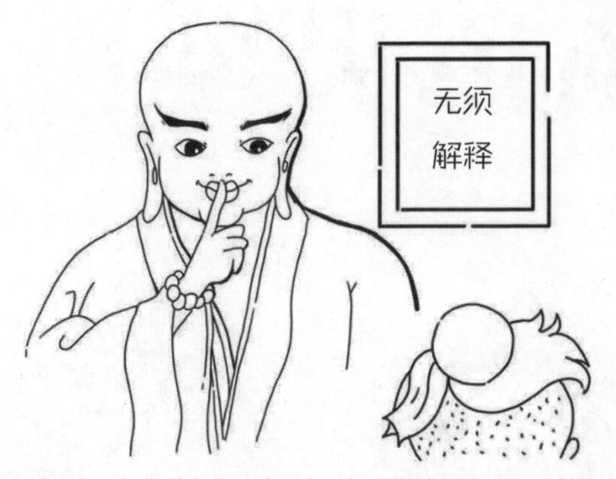

大家都心知肚明的事儿，你就不用解释了。

你可不要学坏了，肚子里的那点花花肠子早晚要露馅。

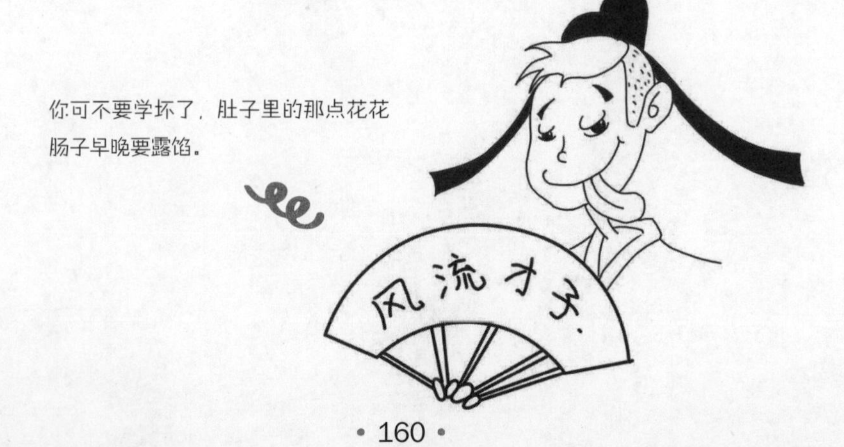

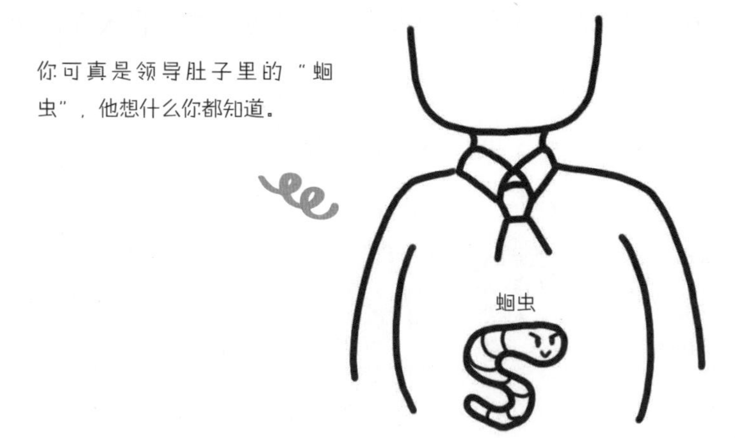

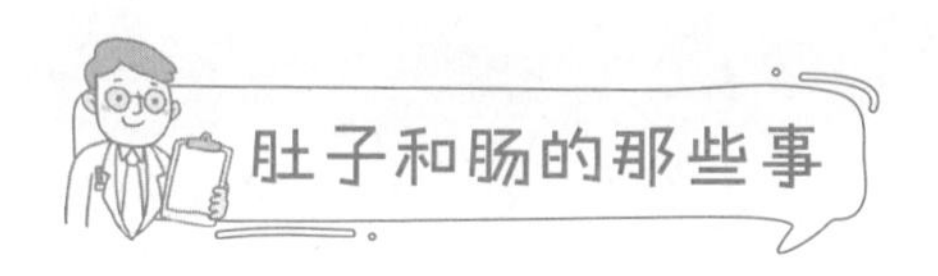

想必大家对上面这些话都比较熟悉了，这些话都会从各位嘴里说出，这已经是大家习以为常的事情了。

但是大家有没有发现，当我们去说一个人有文化、一个人坏想法多或者一个人能够读懂别人的想法时，往往会用到肚子、肠之类的地方去代替我们常说的头脑，而且这些说法在我们日常生活中的使用频率也很高，这是为什么呢?

这个问题就涉及我们要说的话题了，这里面可是有着不小的学问哦!

古人对于肚子、肠的认识，已经超出了它们本身功能的范畴。古人认为“肠”不单单是消化器官，而是具有和大脑一样的思考能力的，是独立于大脑之外的一个智慧器官。

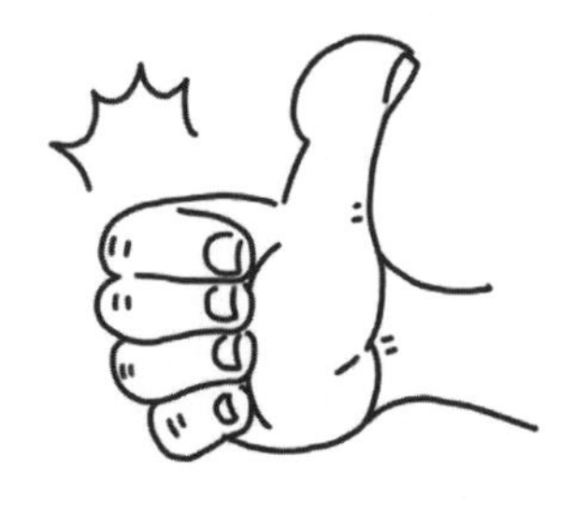

在这里，我们不得不为古人的智慧点个赞，古人在长期的生活及劳动中总结出来经验是可以历经千百年考验的。随着科学技术的发展，越来越多的古人智慧也得到了验证。

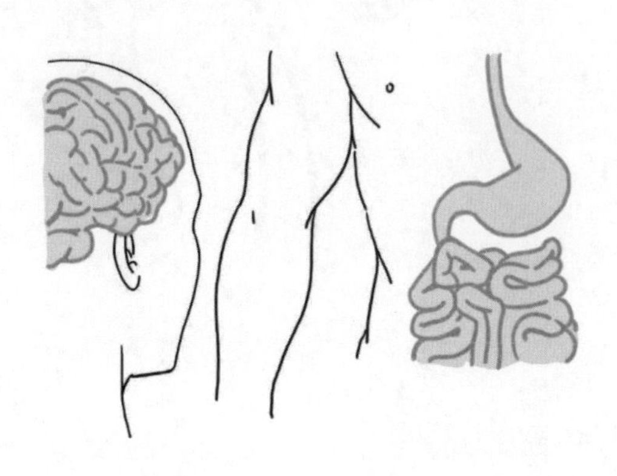

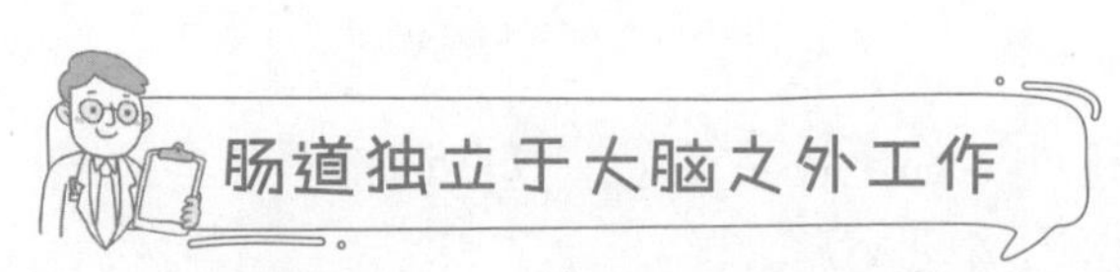

肠道独立于大脑之外工作

我们都知道，吃是我们人类永远需要面对的事情，而消化就是对吃进去的东西进行分解和吸收的过程，可以把食物变成身体需要的营养物质。只有把吃进去的食物转化成营养和能量，人们才能生存下去。

所以老话说“人是铁，饭是钢”，就是这个道理。

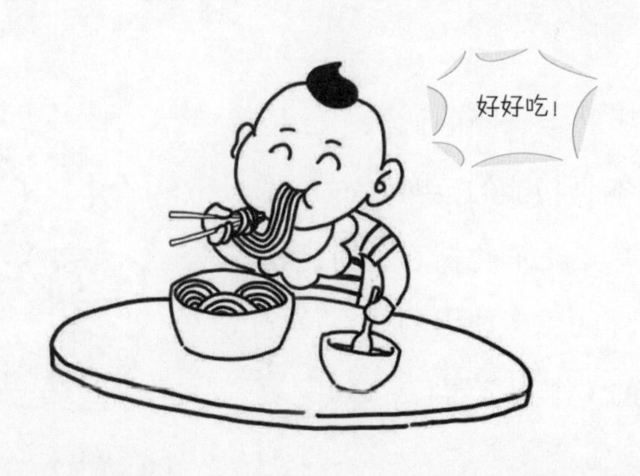

消化的主要场所呢，就是肠道，它是我们身体很重要的一部分。肠道不同的部分发挥着不同的功能，保证整个消化吸收的过程顺利进行。

但是，你要是认为肠道仅仅只是一个消化场所，那你想得就太简单了，因为我们的肠道可是深“肠”不露的，它还有我们不曾发觉的秘密。

研究发现，肠道是离开大脑控制仍能正常“工作”的器官。即使是在脑死亡的情况下，只要呼吸和循环系统维持稳定，肠道依然可以正常运作，进行正常的营养吸收和排泄。

正是由于我们的肠道具有脱离大脑控制的“独立性”，所以我们将肠道称为人体的“第二大脑”。

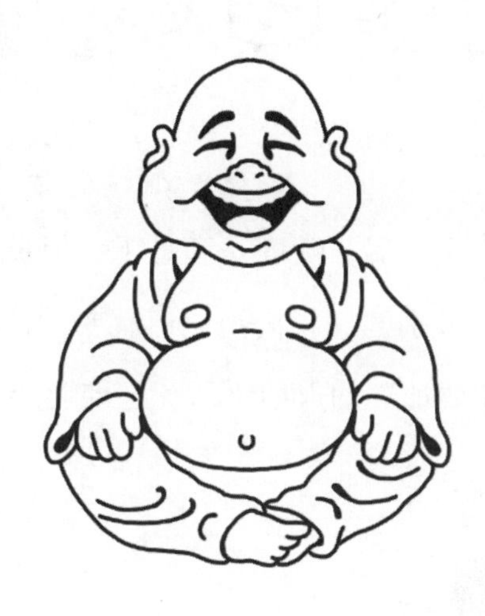

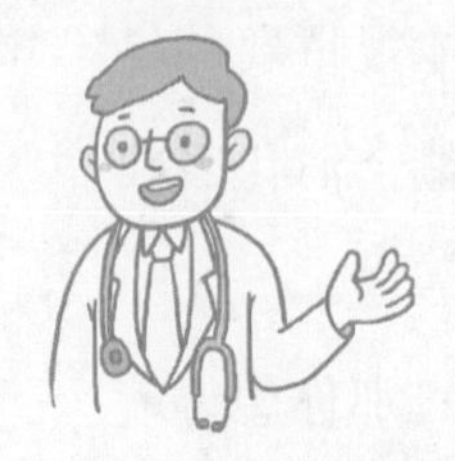

健康第一步：管住嘴

每到节日期间，大家那肯定是开心极了，自然少不了走亲访友、推杯换盏。谈笑间杯酒下肚，换一家串门又吃一顿，仿佛吃的不是食物，是浓浓的感情。

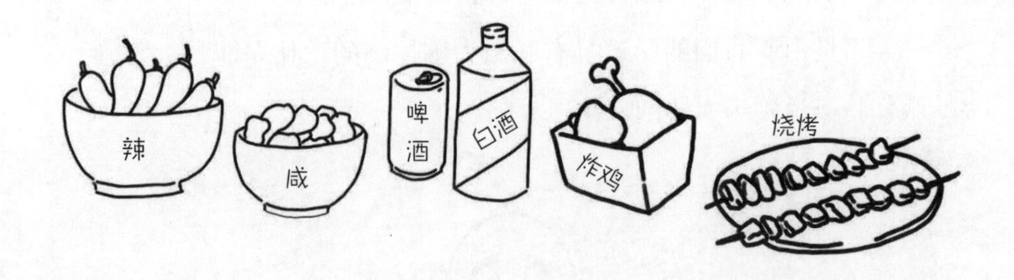

节假日这样胡吃海喝，嘴瘾是满足了，但可不是身体的每个地方都开心哦！不说别的，我们消化道就要“抗议”了，大过节的不让它放松，还要加班加点地干活，这谁能开心？

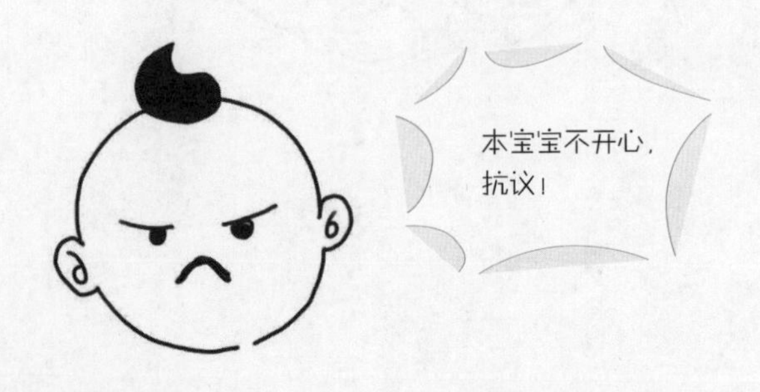

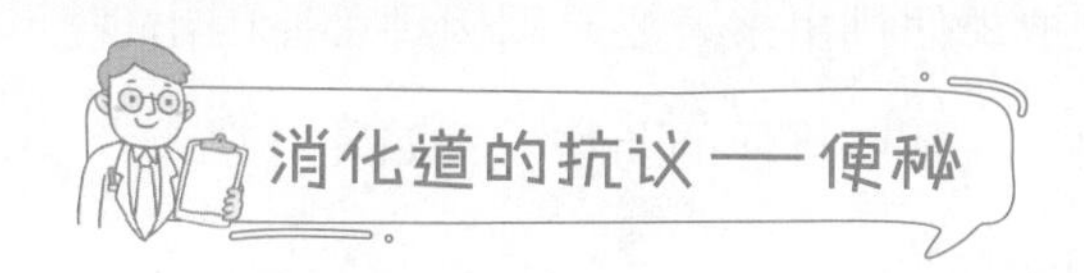

消化道的抗议——便秘

消化道怕的就是不规律饮食，结果怕什么就来什么。天天大鱼大肉，喝水又少，还很少吃含纤维素的食物，加上作息被打乱，又没有运动……这些都是它讨厌的事情，能不便秘吗？

唉
饮食不规律
大鱼大肉
少吃水果
少喝水
不运动
作息紊乱

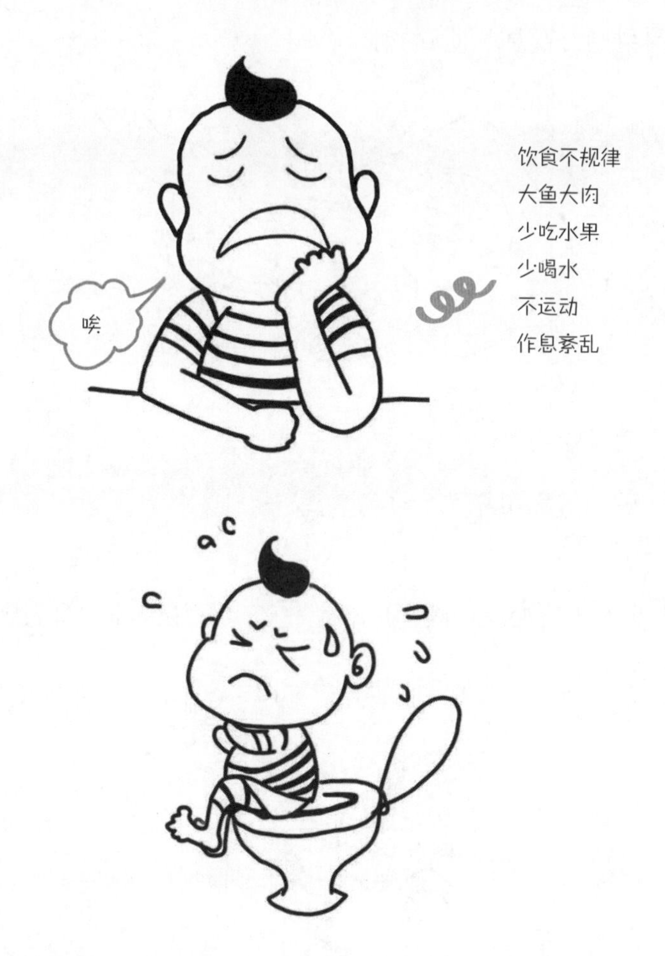

我们的肠道是会吸收水分的，如果大便长期解不出来而堆积在肠道内，只会越来越干燥，最后就会像石头一样。所以便秘

后，要想办法干预，及时把粪便排出来。要是因为种种原因出现大便难解，可以适量使用一些帮助排便的药物，例如乳果糖或者聚乙二醇电解质散，以帮助排便。

所以，在假期我们依旧要保持良好的饮食习惯，饮食要健康，适度多饮水，多吃一些含纤维素的食物，保持良好的作息和排便习惯，在日常规律的排便时间内尽量去排便，同时可以顺时针用手揉摸腹部以促进肠蠕动。

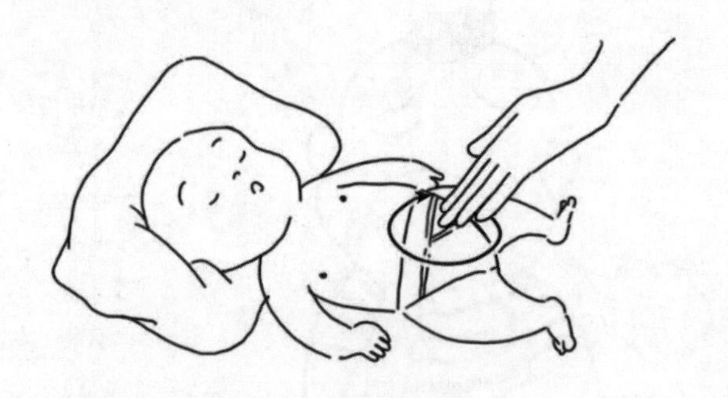

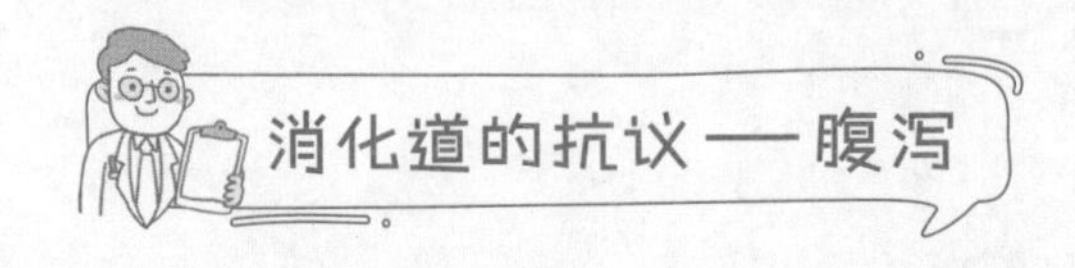

消化道的抗议——腹泻

有些人恰恰相反，腹泻成了消化道“抗议”的主要表现。

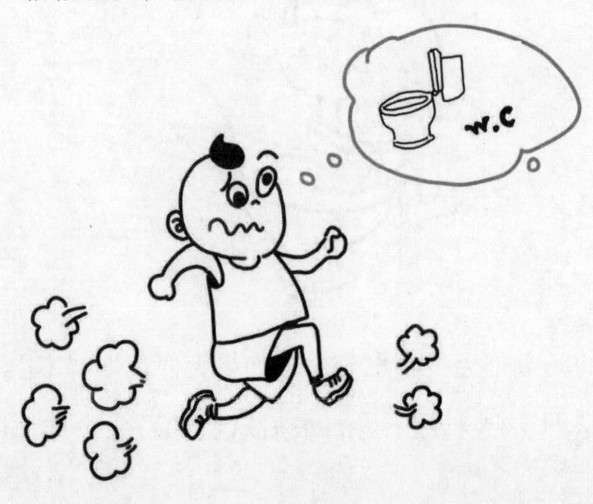

二舅家的麻辣火锅不错，伯伯家的生鱼片味道很鲜，大冷天的就想吃个雪糕……冷热酸甜恨不得一起来尝试，假期里餐餐都是舌尖上的盛宴。

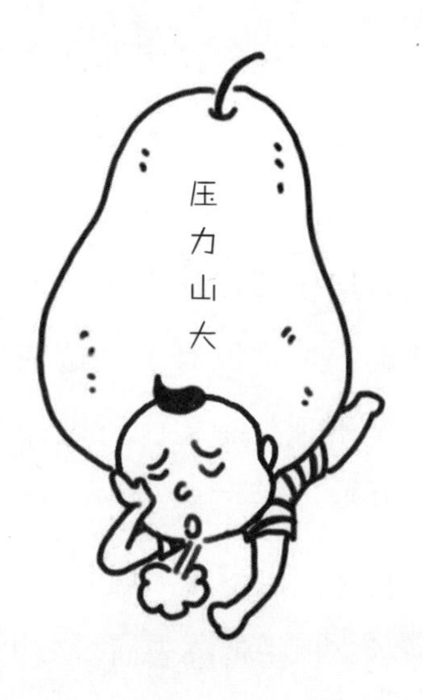

然而，这些饕餮盛宴可就让消化道“压力山大”了，这样忽冷忽热、忽生忽熟的食物一股脑塞下肚，加上吃得不干净、口味重、太多、太杂……想想就觉得压力大。这些刺激使得肠道不停地加快蠕动，很多东西消化不了，有些东西卫生还不达标，消化道的抗议就是拉肚子了，只有这样才能将这些东西“排出去”。

所以，美食虽好，可不要贪嘴哦。即使在节假日，我们也要规律吃东西，少量尝鲜可以，切记不要暴饮暴食、不要三顿并做一顿吃，只有这样才能从根源上给你消化道“减负”。如果出现腹泻，饮食就要注意了，要以清淡营养的食物为主，可以喝一些温水，同时可以使用一些蒙脱石散来控制腹泻症状，要是症状没有明显改善，那就要去医院寻求帮助了。

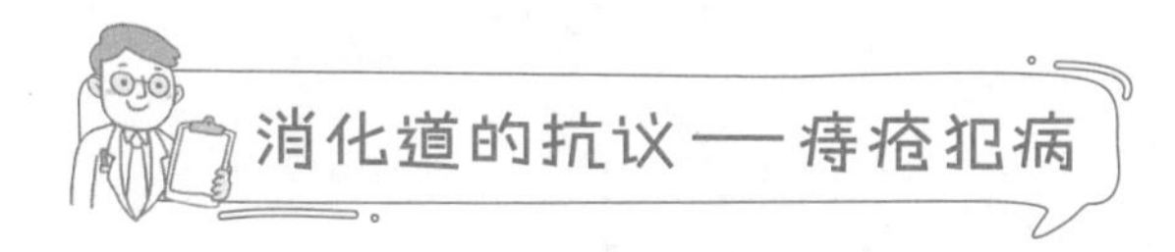

消化道的抗议——痔疮犯病

如果大家的饮食不健康不规律，生活作息紊乱，排便情况又不理想，以痔疮为代表的肛门病就“蠢蠢欲动”了。

有部分人之前就有痔疮这个病，平时倒是可以和它相安无事，可往往在假期这个时候容易急性发作。

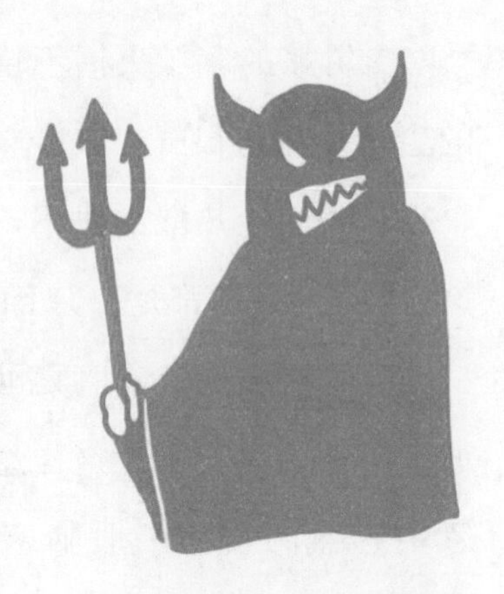

最容易出现的症状就是便血，大便中的血让人触目惊心，连过节的心情都没有了。这往往跟大便情况不理想有关，所以需要改善排便状况，既不要出现大便太硬难解的情况，也不要出现大便太烂腹泻的情况。可以使用复方角菜酸酯栓来保护痔疮表面，减少出血。如果出血情况控制不理想，那就要去医院看看了。

有些人时常出现便后肛门里有肿物掉出来的情况，也因此坐立不安，其实这不是别的，而是内痔脱出。内痔脱出可不能不管，正确的做法是用手将它推回去，避免组织卡在肛门处导致水肿坏死。如果掉出来的组织太大、太多，自己搞不定时，去医院看看是没错的。

看到这里，是不是感觉过节都不能安安心心的了？别怕，我来告诉你一个解决问题的秘诀，就是——管住嘴。只有这样，才能让你的假期“肠痔久安”。

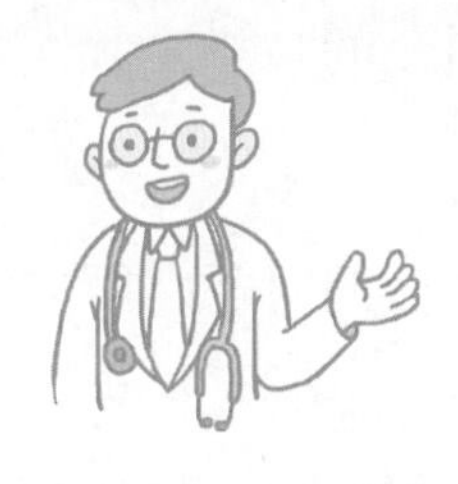

益生菌的秘密

这些年，益生菌的曝光率越来越高，甚至可以说是受到了明星一般的待遇。

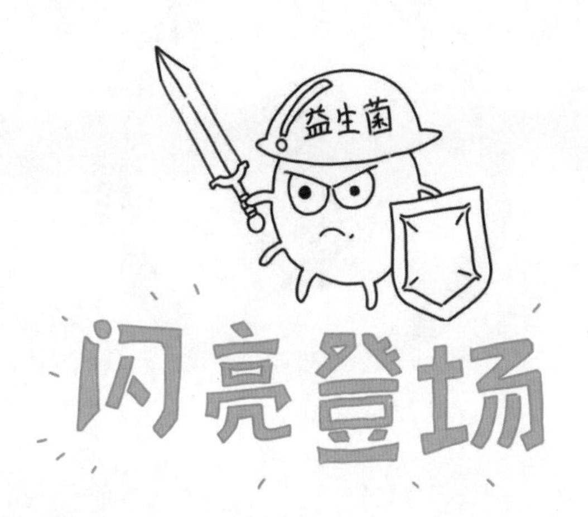

目前电视上和网络中充斥着各种各样的广告，反复告诉你他们的产品里含有“益生菌”“益生元”或“合生元”，像小宝宝喝的奶粉，老人家用的保健品，等等。似乎加上了益生菌，产品就摇身一变，立马同健康挂上了钩。

虽然大家都知道好，光听名字就知道益生菌是能够“益生”的。可是，大家是不是真的认识益生菌是什么、懂得益生菌的好处在哪里呢？我想，答案往往是“不太清楚”。

所以大家不能盲目地“听风就是雨”，要有自己的判断，学会了“知己知彼”，才能做到“百用百对”。

那接下来，针对在日常工作中大家伙询问比较多的问题，我将一一进行解答，希望可以让你们对“益生菌”“益生元”及“合生元”有着更全面的认识。

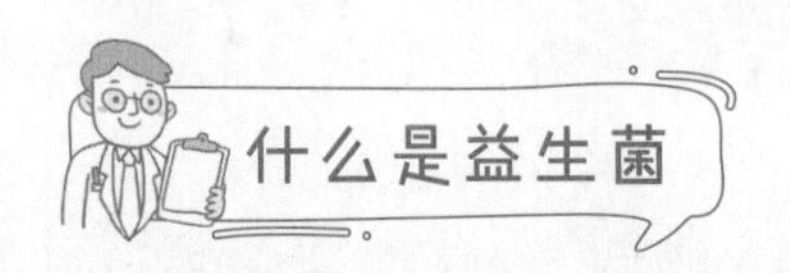

什么是益生菌

顾名思义，益生菌就是人们所说的“友好细菌”或“有益细菌”，是寄居在人体内帮助身体正常工作并对人体健康起有益作用的细菌，同时益生菌的存在防止人体被有害细菌或其他微生物感染。可以说，它就是人体健康的守卫。

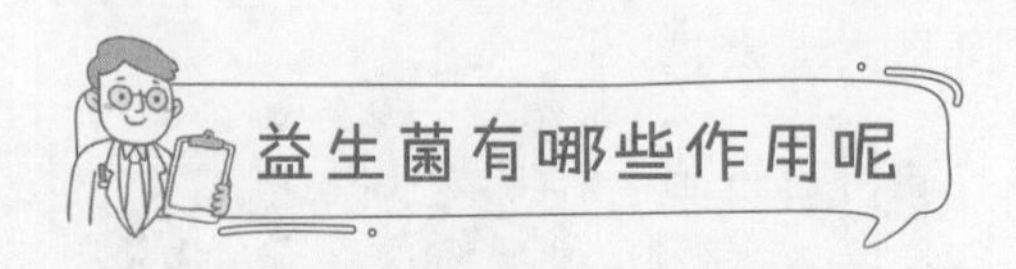

益生菌有哪些作用呢

对益生菌的研究是个热点，目前已经研究明确人体内益生菌的作用主要有：①提供有益营养；②合成维生素，利用矿物质和微量元素；③产生重要的消化酶；④降低胆固醇；⑤调节免疫系统；⑥提高大肠蠕动速度，改善便秘；⑦保持肠道黏膜的完整。

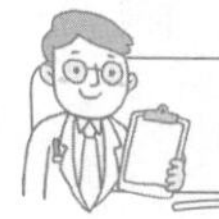

日常生活中经常接触到益生菌有哪些

常见的益生菌有乳酸杆菌，包括双歧杆菌、乳酸菌等，我们平常可以在酸奶和一些益生菌制剂中看到它们的身影。

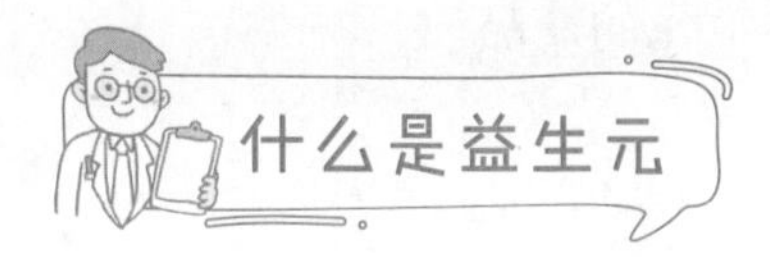

什么是益生元

益生元是人体难以消化的一类物质，但却是益生菌的食物，能够刺激肠道内的益生菌快速生长并提高益生菌的活力，从而产生对人体有益的作用。

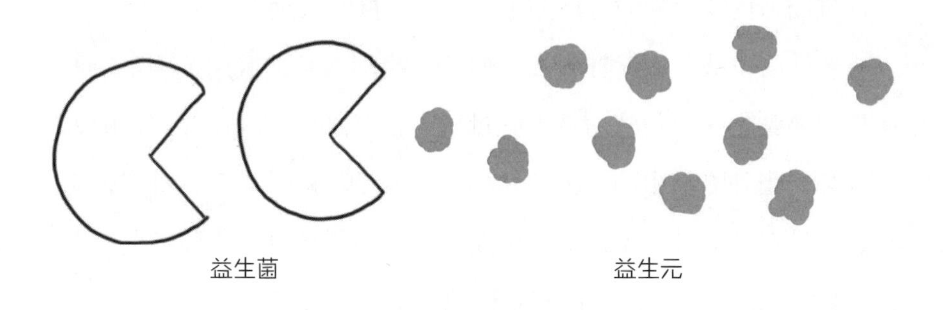

益生元有哪些特点？

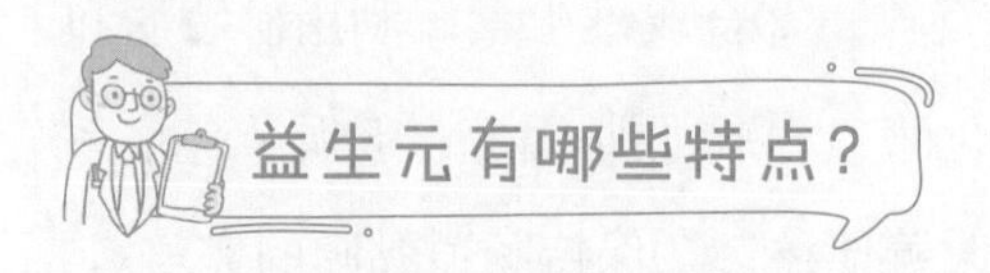

益生元的主要特点是：①非消化性和低热量。②可治疗便秘。③可促进有益菌群在肠道定植、抑制有害菌群的生长。

合生元是什么

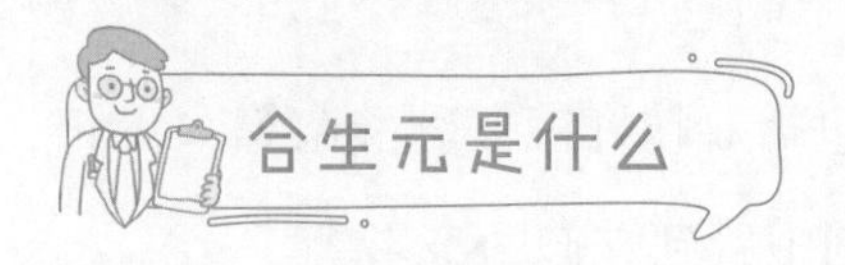

合生元就是同时含有益生菌和益生元的产品。

益生菌在生活中有什么作用

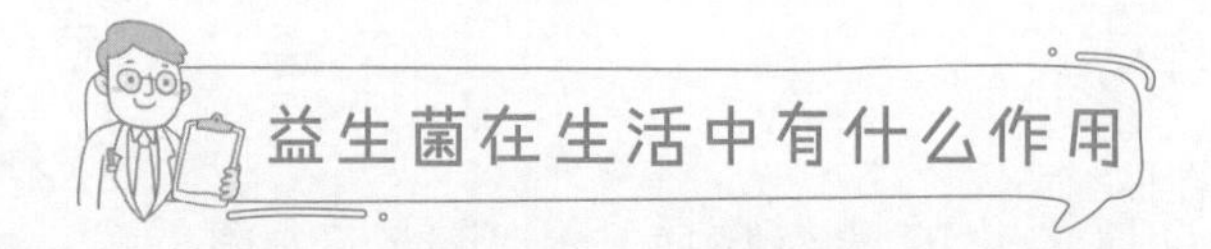

大家都知道，肠道内的微生物菌群在维持人体健康、预防疾病发生发展方面有着不可替代的作用。它与肠道环境、中枢神经系统、内分泌系统及免疫系统之间的都有着密切的联系。因此，促进肠道内微生物的合理健康生长有着重要的意义。

俗话说缺什么就补什么，便秘、腹泻、长期服用抗生素、抵抗力差常生病、免疫力低下常过敏、饮食结构不合理等类型的人群都应当补充益生菌。需注意的是，益生菌的种类多，且有较明显的针对性，针对不同的病因及体质，就需要补充不同的菌种。例如，调理胃肠道宜选择双歧杆菌。

如果体内缺乏益生菌，即使提供了益生菌的食物益生元，也很难达到促进益生菌生长的目的。这也是为什么有些人说“为啥我吃益生元不管用啊，没有什么效果”的原因了，肠道里要有益生菌，大家吃益生元才能发挥作用。另外，肠道里的益生菌缺乏益生元作为食物，也很难在肠道里存活。这时候，就可以选择同时含有益生菌和益生元的合生元了。

一句话总结：补充益生菌要选择适合自己的菌种，肠道内同时存在益生菌和益生元才能发挥最大的效果。至于什么是适合你身体的益生菌，可以找相关专业人士询问，科学的指导才能让益生菌更好地“益生”。

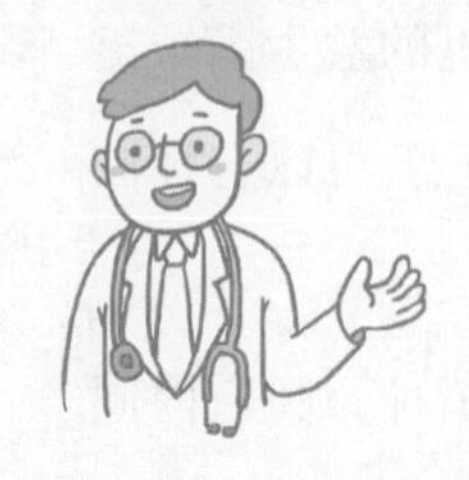

膳食纤维是什么

“医生，我这个痔疮手术后该怎么吃呢？”

“医生，我能不能多吃一些粗粮呢？”

“医生，我该怎么吃才能更轻松地排便呢？”

每每听到患者这样询问，我都会反复告诉他们：“膳食纤维不能少”“多吃一些含膳食纤维的食物”，因为膳食纤维作为一种特殊的营养素，对人体健康具有重要作用。我也希望把这种重要的健康观念传递给大家，希望大家能重视膳食纤维的价值。

可能还有很多人不知道膳食纤维是什么，那在这里，我就同大家好好聊一聊膳食纤维，揭开它的神秘面纱。

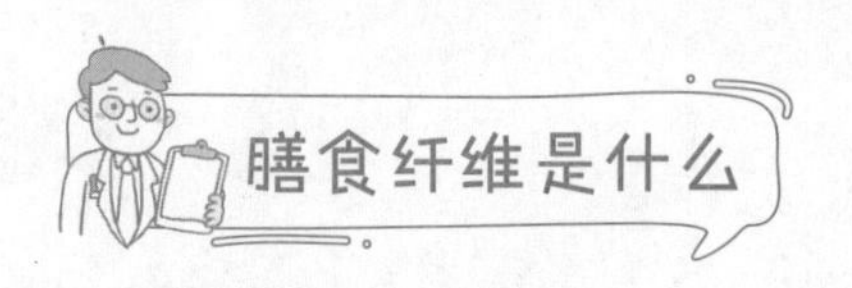

膳食纤维是什么

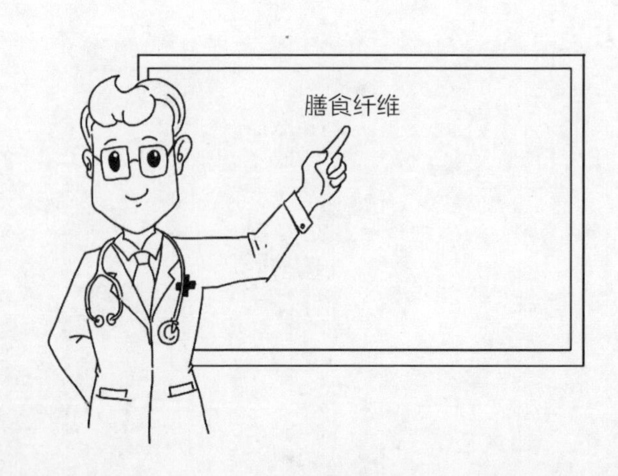

首先，我们来看看膳食纤维是指什么。

从字面上去拆分理解，膳食纤维是一种纤维，它存在于膳食之中，这样我们就有一个清晰的定义了。膳食纤维是部分水果、蔬菜和谷类中存在的一种物质。大多数的纤维不能够被我们的肠道消化吸收，但是，这不代表它们就是可有可无的存在，膳食纤维可以影响我们肠道对其他食物的消化吸收，还可改善我们的排便情况。

膳食纤维可以分为两类，一种称为可溶性纤维，存在于水果、燕麦、大麦、豆类等食物中；另外一种称为不可溶性纤维，存在于小麦、黑麦和其他谷类中。

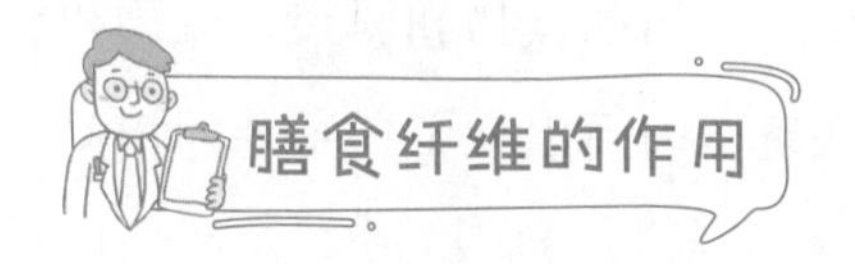

膳食纤维的作用

都说膳食纤维好，那就说明它肯定有过人之处。那它对人体的好处主要体现在哪里呢？

它的作用有这几种：①降血糖、降血脂；②降低心血管事件风险；③改善肠道菌群；④改善便秘、利于减肥；⑤抗癌。

是不是觉得很惊讶，原来我们每天吃的食物中的膳食纤维居然那么厉害。但是，千万不要认为膳食纤维可以代替药物的治疗，它的作用是辅助治疗和改善症状。

不过膳食纤维对便秘是有着显著改善效果的，它可以让你的大便更软，排便更规律、更顺畅。在日常饮食中加入纤维可帮助改善便秘、痔病和腹泻等问题。

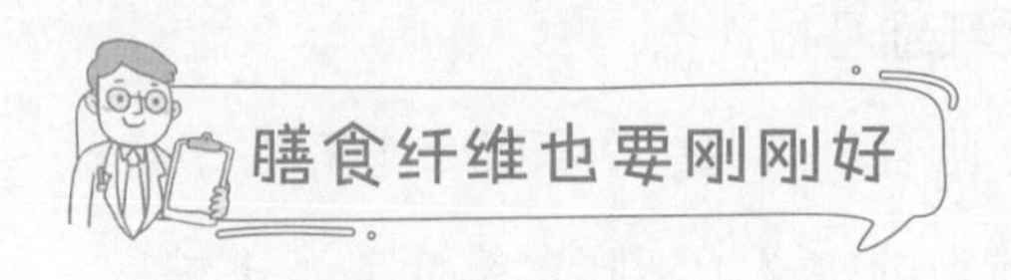

膳食纤维也不是多多益善的，当开始进食更多纤维的时候，你可能会有腹胀感，或者会发生胃肠胀气，这时候你就需要慢慢由少到多地在饮食中加入膳食纤维，这样可以避免这些副作用的出现。如果进食了过多纤维或者服用纤维补充剂后感觉到不舒服的情况加重，就要立刻停止服用，来医院寻找医生的指导和帮助。

在我国，膳食纤维的好处长期被大家忽视，随着生活水平的提高和饮食的升级，人们常常吃很多的精细食物和肉类，蔬菜和水果则吃得较少，使得膳食纤维缺乏，因而出现了一系列的相关问题。在此，我呼吁大家调整饮食，适量增加粗粮和青菜的摄入，这样才能保证身体的健康，毕竟膳食纤维是“善良”的，我们离了它可不行。

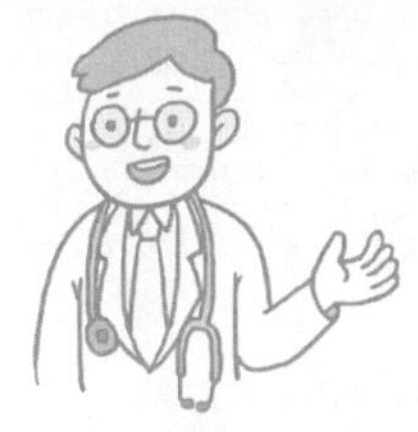

提肛：防病小秘诀

作为医生，经常碰到患者问我："医生，我得了痔疮怎么办？""长期便秘怎么办？""有什么办法可以解决我的直肠脱垂、肛门坠胀问题？"

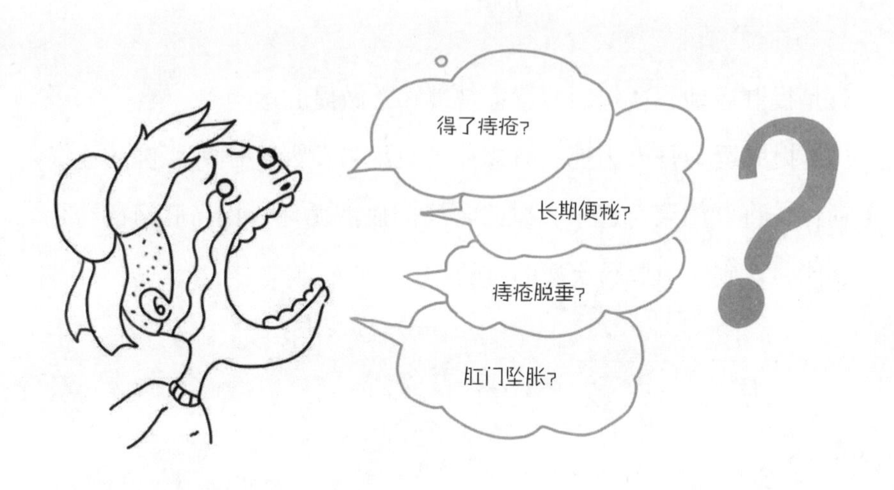

这时我就会跟他们说："这些疾病都跟肛门相关，因此坚持做提肛运动，就是防治这类肛肠疾病最有效的方法。"

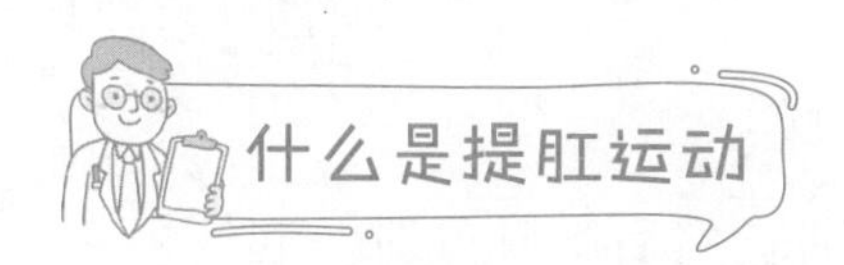

什么是提肛运动

提肛运动可不是什么新鲜事儿，早在唐朝，名医孙思邈在《枕中方》中就提出"谷道宜常撮"，谷道即肛门，"撮谷道"

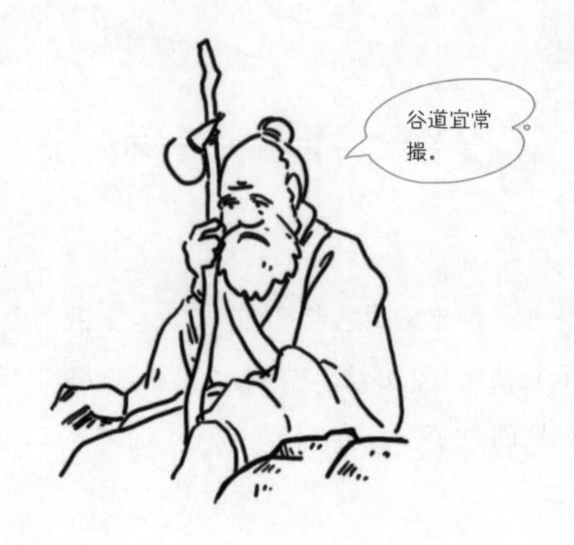

就是提肛运动，这句话的意思是最好常做提肛运动。

提肛运动是人为地、有规律地收缩肛门及会阴部肌肉的连续动作，将肛门聚合起来，以改善局部血液循环、提高肛门括约肌功能，达到防治肛肠疾病的目的。

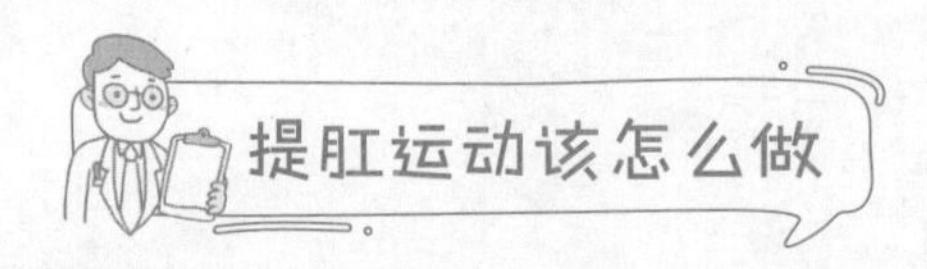

提肛运动该怎么做

提肛运动需要与呼吸相配合，有意识地收缩和放松肛门的括约肌。

首先，放松全身，心无杂念，专注自身，夹紧大腿部肌肉，吸气时适当用力收缩肛门括约肌，应有意地、主动地将肛门及周围肌肉往上提，同时肚脐内收，紧腰。

随后闭气5s左右，收紧提肛肌，然后随呼气时一起慢慢放松肛门括约肌10s，一切复原，如此反复10～20次，每天可重复3～5次。

初试者如果觉得提肛运动有困难，可以先蹲马步收肛，加强锻炼即可学会，进一步可学站着收肛。经过多次锻炼，基本可自由提肛，不限地点、不限时间，坐、卧、立、行都可以进行。该运动需要循序渐进地练习，需要持之以恒地坚持，但切忌过度锻炼，避免肌肉由于过度运动而酸痛。若是早上在起床前做提肛运动，则更容易产生便意，能够帮助我们养成每天早上起床后排大便的好习惯。

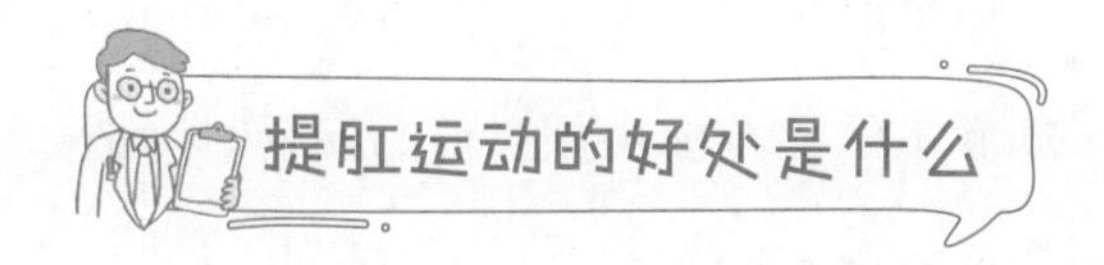

提肛运动的好处是什么

常做提肛运动又能有何收获呢？这是大家都很关心的问题。

医学界普遍认为，提肛运动可增强肛门括约肌功能，加速静脉血液回流，促进肛周血液循环，进而预防盆腔静脉瘀血的状态。盆腔静脉瘀血是引发肛门常见疾病如痔疮、肛瘘、肛裂、慢性肠炎等疾病的重要原因，所以该运动对上述疾病均有一定的防治作用。

同时，提肛可以促进肠蠕动，防治便秘。提肛运动可进一步加强锻炼肛门括约肌收缩能力，故对肛门脱垂性疾病亦有一定的防治作用。

提肛运动还可在一定程度上缓解肛肠疾病术后并发症如肛门水肿、肛门坠胀、控便不良等，同时降低肛肠疾病术后复发率。它对排尿功能起到双向调节作用，不但可降低术后尿潴留发生率，改善排尿困难，而且可预防尿失禁、保护男性前列腺。甚至对PPH（痔上黏膜环切钉合术）术后出血的减少与疼痛的缓解及伤口愈合等方面均有明显促进作用。

如果在提肛运动的同时再进行适当的腹部按摩（大肠部位从右到左，胃脘部从左到右），力度逐步增加，还可促进胃肠的蠕动及消化吸收。

提肛运动用于防治肛肠疾病有其独特的优势，其方法简便、疗效显著，无副作用，还可随时随地进行，能够减轻患者的痛苦、节省患者的费用，值得推广应用。

最后，提醒广大朋友，如果肛肠疾病现在已严重影响你的生活质量，单纯进行提肛运动并不能完全解决您目前的问题时，请及时前往医院就诊，在药物或者手术的帮助下，配合提肛运动，你康复的速度会大大提高。

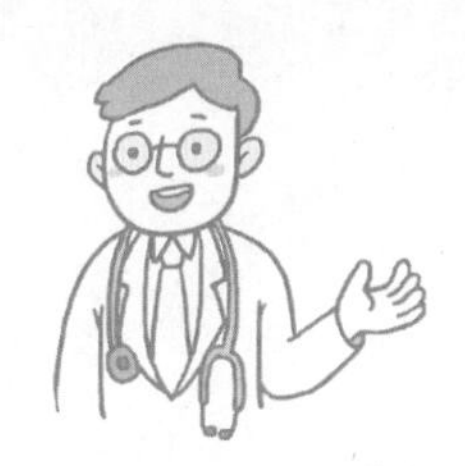

灌肠治疗：最亲密的呵护

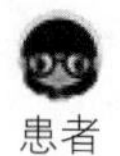

患者：医生，慢性肛窦炎让我总是坠胀不舒服，该怎么办？

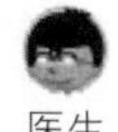

医生：来，来灌肠治疗治疗，这个效果还不错的。

患者：医生，慢性直肠炎总有便血及黏液，有什么好办法解决呢？

医生：来，来灌肠治疗治疗，这个效果也还不错的。

但凡来肛肠科看过病及有过治疗经历的患者，或多或少会对灌肠治疗有所了解。作为肛肠科的常用治疗手段，灌肠使用的是纯中药制剂——复方毛冬青灌肠液，它使用纯天然中药材，安全、稳定、可靠，治疗效果受到广大患者的一致认可，已经被越来越多的患者所接受。

那接下来我就和大家说一说这个肛肠科的明星自制药——复方毛冬青灌肠液，看看它到底有什么特别之处。

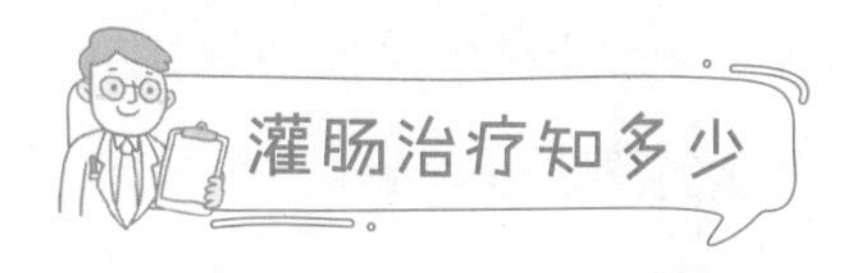

在介绍它之前，我们要先了解下什么是灌肠治疗、它的优势在哪里。

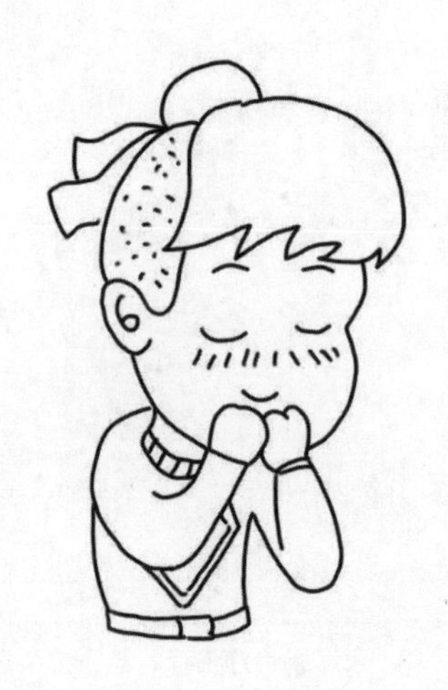

听到灌肠可别害羞和尴尬，更别不好意思，下面说的内容可都是干货哦。

灌肠，又称作直肠给药，有着多种不同的方式。在肛肠科，我们常用的是保留灌肠，就是利用灌肠工具将药物注入并保留在患者的乙状结肠及直肠内，嘱咐患者不要立即排出，保留1～2小时，这是利用肠黏膜的吸收作用，使浓度较高的药物直接作用于病变或需要治疗的部位，从而迅速产生疗效。另外，温热的灌肠液可以刺激肠道蠕动、促进排便，同时可以缓解痉挛、改善局部的血液循环。所以，我们称之为“最亲密呵护”。

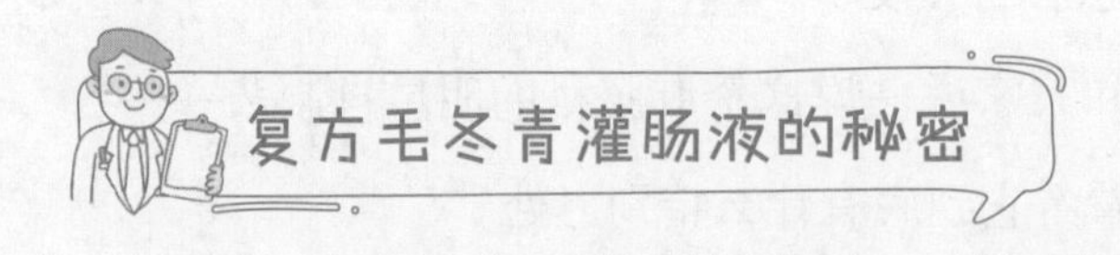

复方毛冬青灌肠液的秘密

有这么好的治疗手段，当然少不了好的治疗药物，那就让我们来看看复方毛冬青灌肠液到底有什么特别之处。

复方毛冬青灌肠液的效果是经过了反复临床使用的考验及相关科学研究的证实的。它的主要成分是毛冬青、败酱草、忍冬藤、大黄及枳壳。

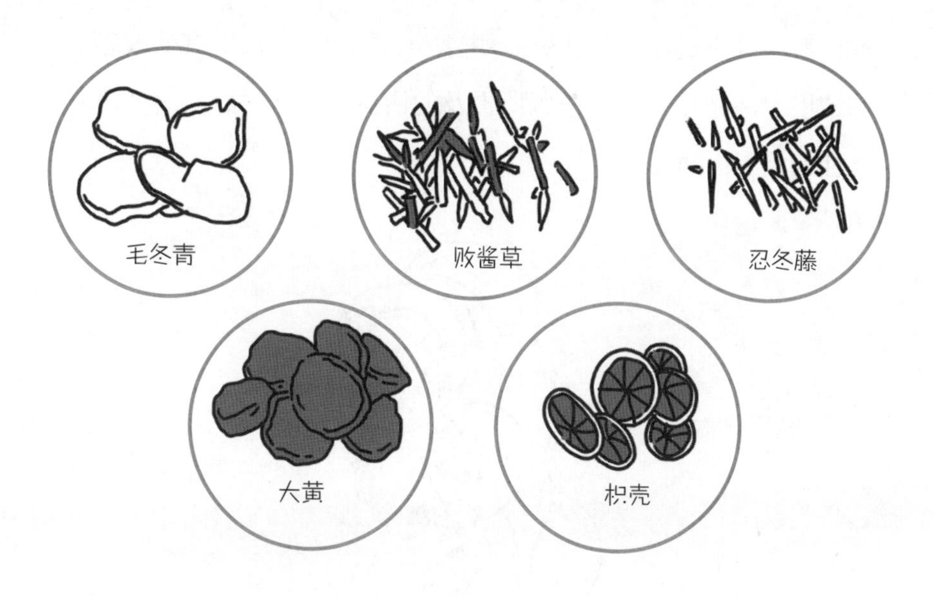

将上述药物配伍组方之后制成汤剂，治疗功效重在清热利湿、祛瘀止痛，同时还具有活血、解毒及消痈排脓之功。现代药理研究也证实复方毛冬青灌肠液具有促进局部血液循环、抗菌消炎的作用，能够直接作用于需要治疗的部位，产生治疗效果。

复方毛冬青灌肠液的用处

肛肠科的常见病，如隐窝炎、直肠炎，会由于长期局部的炎症刺激，使患者反复出现便血、黏液脓血便，或是下腹部隐痛、肛门坠胀感、里急后重感等症状，严重影响患者的学习、工作及生活，而复方毛冬青灌肠液能够很好地帮助患者缓解上述不适。

不仅仅如此，复方毛冬青灌肠液对其他专科疾病同样有着不错的治疗的效果。

对女性患者来说，盆腔炎性疾病引起的盆腔痛会严重影响女性患者的身心健康。有研究表明复方毛冬青灌肠液能有效改善盆腔的甲襞微循环，即是中医所提及的活血祛瘀之功，能有效改善女性的盆腔疼痛。

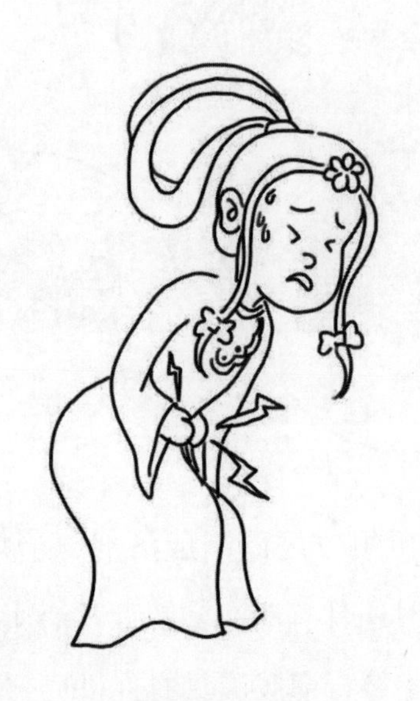

对成年男性患者来说，慢性前列腺炎是一个常见病，它会带来尿频、尿急、尿痛及盆骨区域的疼痛，严重影响着广大男性患者的生活质量。用复方毛冬青灌肠液在直肠用药，同样可以达到改善症状的治疗效果，能够提高患者的生活质量。

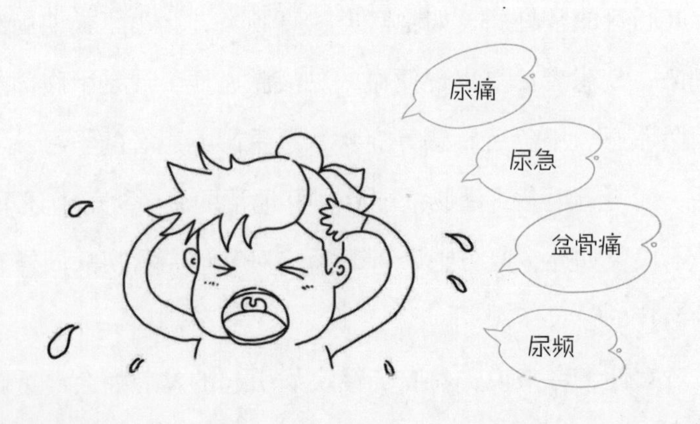

因此，在医生建议你用复方毛冬青灌肠液进行灌肠时，不要感到尴尬或是害怕，它能够帮助你缓解相关疾病带来的不适，给你最亲密的呵护。

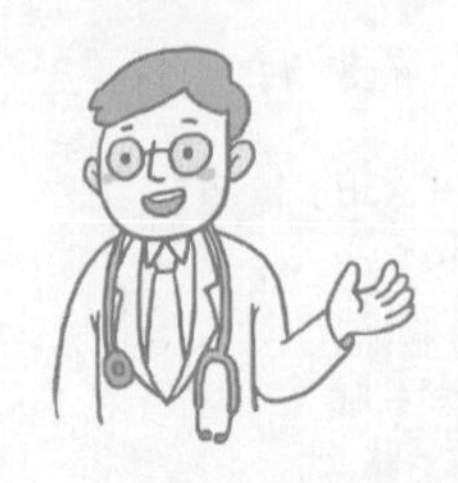

泡脚的幸福时刻

有一个家喻户晓的人物，绝对的成功人士，喜欢跨界尝试些其他不同的事情。

前不久，这位成功人士主演的电影上映了，受到广大群众热评。我也饶有兴趣地观看了这部电影，正所谓外行看热闹，内行看门道，我对其中的一个情节留下了深刻印象，就是电影中讲述泡脚的好处和注意要点的这个片段，该片段将泡脚的特点充分展示了出来。那趁着这个机会，我就好好同大家说说关于泡脚的那些事儿。

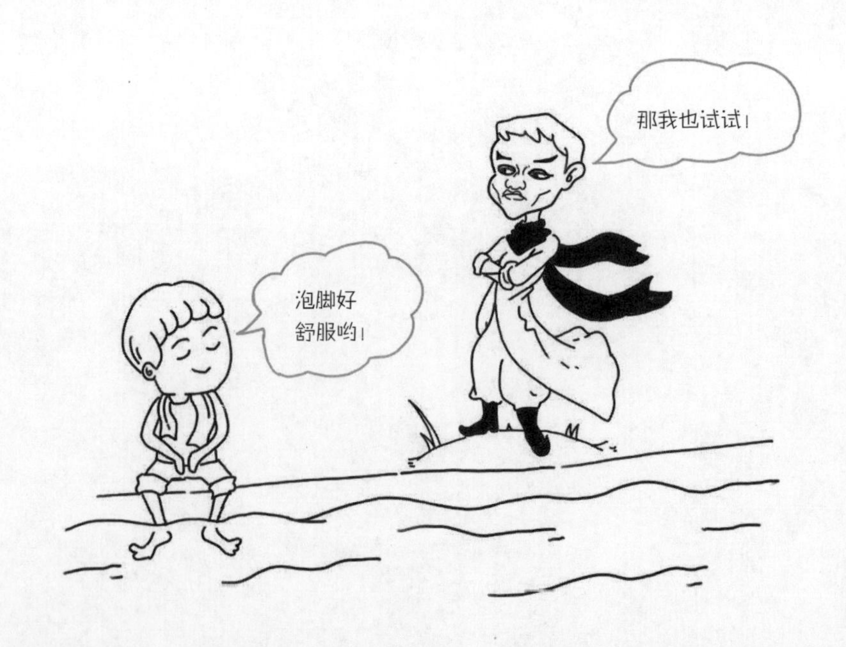

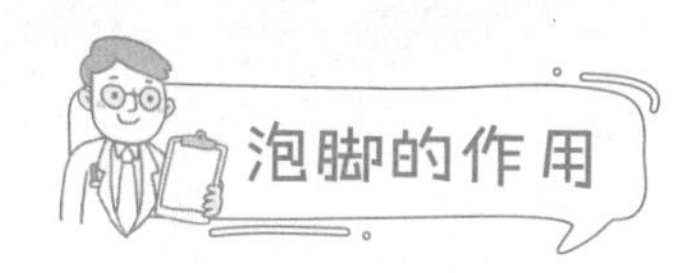

中医认为用热水泡脚有促进血液循环、调整脏腑功能、促进睡眠、增强体质等作用。

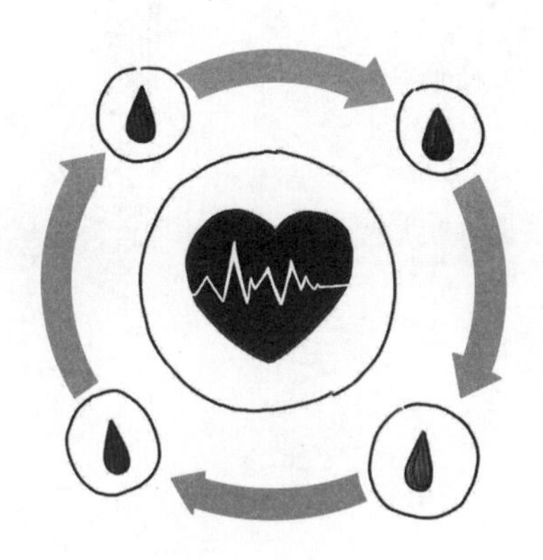

促进血液循环

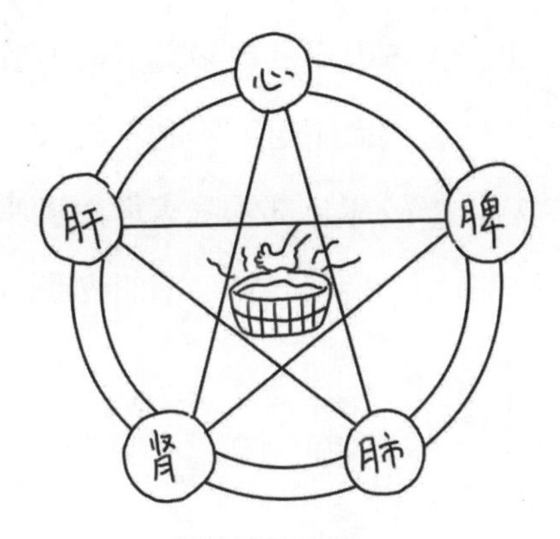

调整脏腑功能

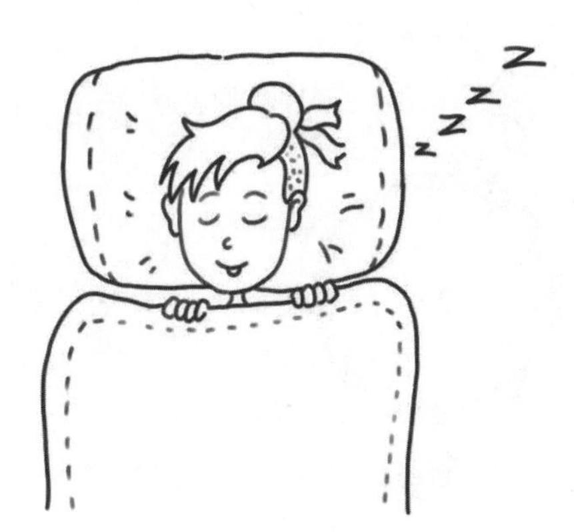

促进睡眠

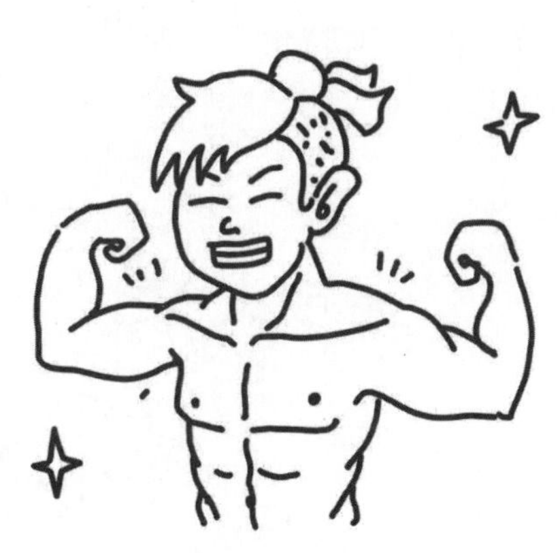

增强体质

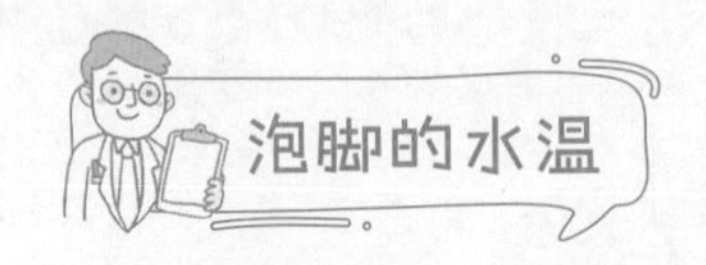

泡脚并不是用能忍受的最高温度的热水就是最好的。这个水不能太热，以40℃左右为宜。这是因为水温太高，双脚的血管会过度扩张，人体内血液更多地流向下肢，容易引起重要器官供血不足，不利于健康。另外，水温太高，会破坏足部皮肤表面的皮脂膜，使角质层干燥甚至皲裂，对足部的皮肤不好。

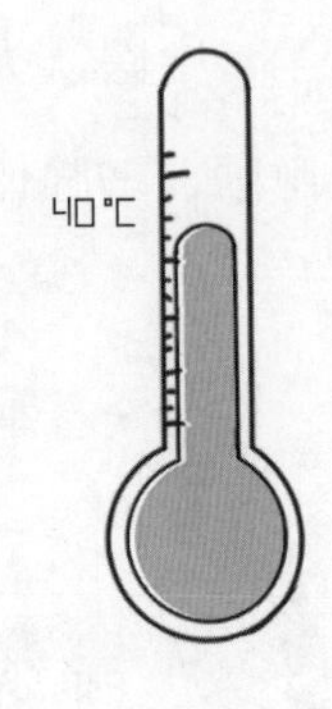

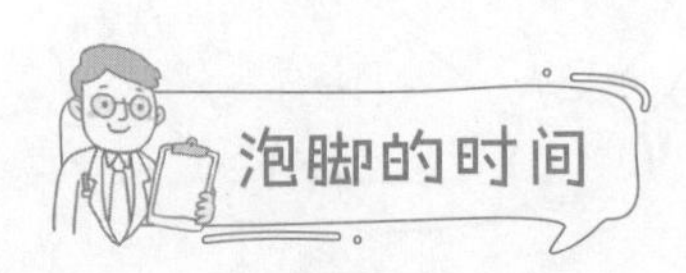

泡脚时间不宜过长，以10~20分钟为宜。这是因为在泡脚过程中，由于人体血液循环加快，心率也比平时快，时间过长则容易增加心脏负担。

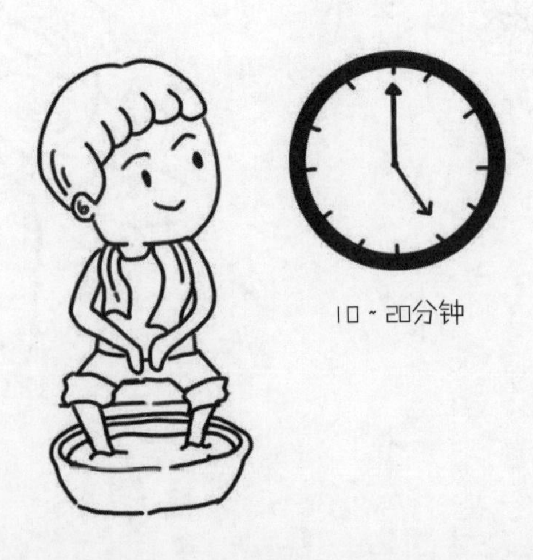

另外，泡脚时，由于更多的血液会流向下肢，体质虚弱者容易因脑部供血不足而感到头晕，严重者甚至会发生昏厥。所以泡脚虽好，可不要太久哦。

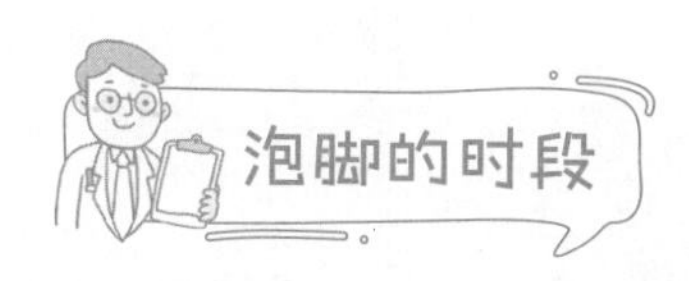

泡脚一般在睡前为宜，最适宜的时间段是每晚 7 ~ 9 时，这时肾经气血衰弱，此时泡脚，能改善全身血液循环，达到滋养身体气血和补肾的目的。

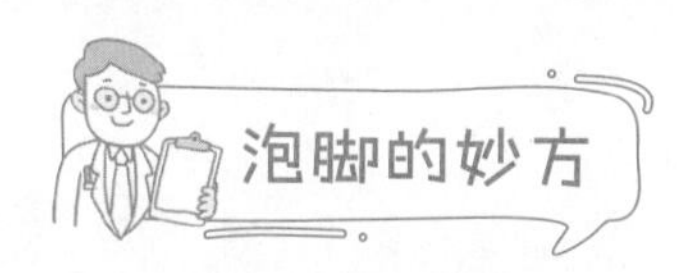

1 盐水泡脚

作用：杀菌抗菌，治疗脚气。

2 姜水泡脚

作用：散寒除湿。

当然，并不是所有人都适合泡脚，例如糖尿病足患者、静脉曲张患者及足癣患者就不可随意泡脚，不然可能会加重病情。这类患者一定要询问专科医生，在医生的评估下进行科学合理的护理治疗。

这些年
大家有过的疑问

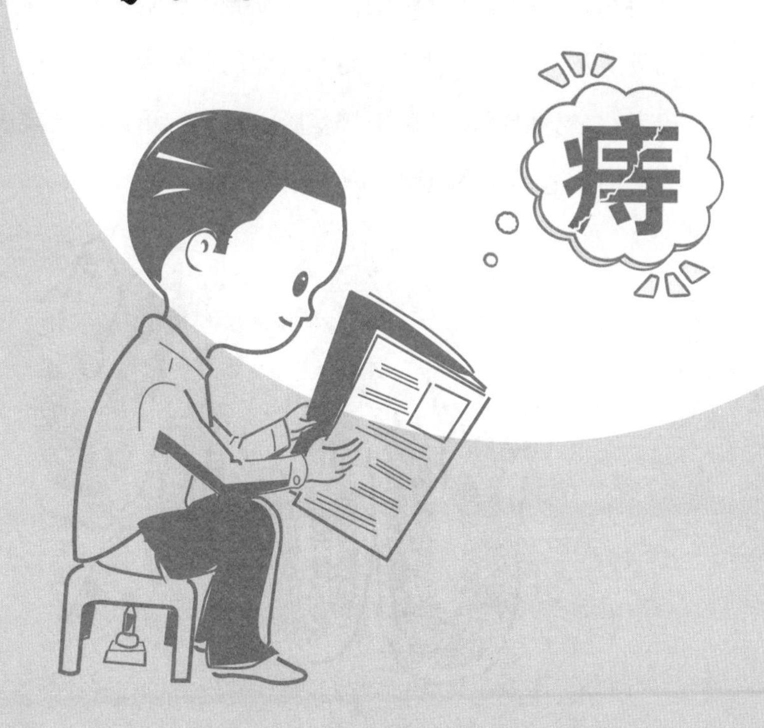

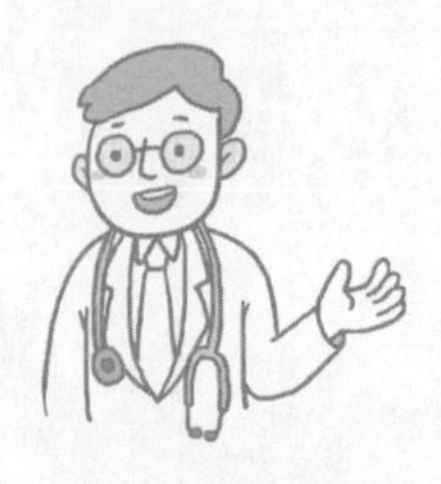

做无痛肠镜会影响智力吗

在日常工作中，经常有患者或者家属问我："医生，听说无痛肠镜用的麻醉药物会影响智力，这是真的吗？"我想大家是真的冤枉无痛肠镜了，那么，让我来为它"主持公道"。

作为一种诊断与治疗肠道疾病的有效手段，肠镜检查对肠道肿瘤、息肉、肠炎等肠道病变具有重要的意义，已普遍应用于临床。

我们的肠道并不是笔直直行的，而是可以用"九曲十八弯"来形容，所以在肠镜检查过程中，当镜头经过部分弯曲肠管时，易引起肠道的反射性痉挛，这时患者可感觉明显的疼痛，因此更加不适及恐惧。针对这个问题，无痛肠镜就应运而生了，它是让患者在全身麻醉的情况下接受肠镜检查，可以有效减少肠镜检查带来的不适感和恐惧感，减少应激性损伤。

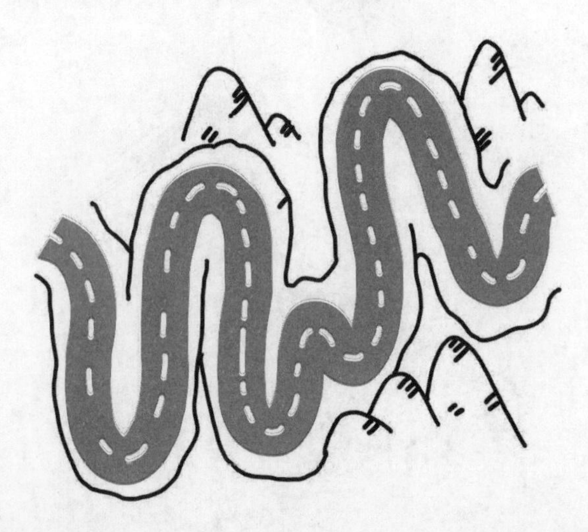

听到“无痛肠镜”四个字，大家是不是都有些好奇？那在这里我就跟大家来聊聊什么是无痛肠镜。

无痛肠镜，是利用静脉麻醉的方式，让检查的人在麻醉状态下接受结肠镜检查，这一技术已经比较成熟，目前各大医院都已广泛开展该项检查。

目前普遍用于肠镜检查的麻醉药物是丙泊酚，作为一种起效快、代谢快、苏醒迅速完全的静脉麻醉药，丙泊酚具有三大特点：

①具有减轻呕吐、恶心的作用。

②治疗用量对呼吸系统及循环系统的影响极小。

③患者清醒较快，并能够较为准确的回答提问，术后15～20分钟即可完全清醒，并具有较好的身体平衡性。

看到这里，我想有人又要问了，世界上没有完美无缺的药品，用于无痛肠镜的麻醉药物——丙泊酚有哪些缺点呢？

丙泊酚具有明显的镇静、镇痛及催眠的协同作用，主要的不良反应为一过性的呼吸抑制，麻醉过程中通过缓慢推注可降低该不良反应发生率；目前国内外并没有其对大脑智力及记忆力的损伤的报道，通俗点讲，它只是让你睡了个好觉而已！

所以大家明白了吧，无痛肠镜的麻醉药物并不会对智力或者记忆力有任何损伤，它只是提高了你做肠镜检查时的舒适度，让你在睡觉的过程中就把检查做完。

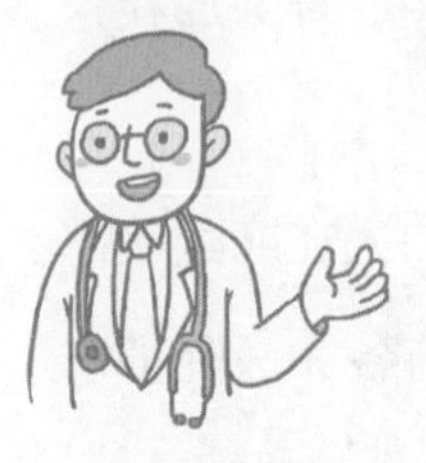

痔疮微创手术是真的“微创”吗

随着生活水平的提高，人们对疾病治疗的要求也与时俱进。现如今大家不再仅仅只是要求把病治好，还要求在诊治的过程中尽可能减少疾病本身带来的痛苦和治疗过程中伴随而来不适。

一句话总结就是，患者希望在比较轻松舒适的过程中把病治好。对于肛肠疾病而言，其患者尤其有这样的需求。

由于肛肠疾病部位的隐秘性和特殊性，尤其是对疼痛的敏感性，在治疗过程中，伴随而来的痛苦尤其明显。肛肠不同于其他部位，肛门周围的皮肤神经末梢比身体其他部位更加的敏感，因此以痔疮手术为代表的手术创伤带来的痛苦自然也就会加倍。

为了减少痔疮手术带来的痛苦，医生们发明了很多新的肛肠疾病微创术式，希望通过微创的方式来减轻患者的痛苦。比如曾经特别流行的一个术式——PPH（痔上黏膜环切钉合术），可以实现当天手术当天回家，手术使用吻合器将痔上方的直肠黏膜脱垂带做环形切除来达到治疗的效果。因为PPH手术所使用的器械比较昂贵，很多人误以为这就是最好的术式，其实不尽然，PPH术是有它的适应范围的，例如环状脱垂的Ⅲ度、Ⅳ度内痔，导致功能性出口梗阻便秘的直肠前膨出和直肠内脱垂，直肠黏膜脱垂等。而对于一般情况差且孤立的内痔、外痔、脓肿、直肠黏膜纤维化的患者，或者曾经做过PPH术的患者都不适用于PPH。PPH

术在切除的过程中完全切除了环形的直肠黏膜，在术后的并发症中，最严重的一个当属切口撕脱而大出血。所以严格意义上讲，PPH术并不是真正的微创。

另外一种术式——套扎术，是目前公认的创伤相对较小，出血、疼痛等并发症发生概率低的手术方式，它可以针对单个或者具有脱出和出血症状的痔，包括Ⅰ度、Ⅱ度、Ⅲ度内痔及混合痔的内痔部分。套扎术的创伤相对较小，且方便易行，手术时间短，恢复快，这也是这个术式目前应用比较广泛的原因。

当然针对痔疮的术式还有很多，想要真正做到微创，从医生方面来说，除了选择适合的手术方式，手术切口的设计也很关键。好的手术切口设计可以做到手术切口不至于过大，又能引流通畅，避免术后切口的组织过度生长，缩短术后恢复时间。而患者方面，则需要注意保持肛门创面的干洁和大便的顺畅，避免久站久坐久蹲，避免进食刺激性食物，多饮水，补充膳食纤维素，适当进行提肛运动锻炼，配合医护人员进行促进创面修复的康复治疗。

所以呢，要真正做到“微创”，就必须要选择合适的手术方式，“鞋子舒服不舒服，只有脚知道”，你需要和医生共同选择最适合的术式，而不是为了名义上的微创去做了“微创”手术，每一个人病情都不同，不需要去跟风。

痔疮微创手术是真的微创吗？我想你看完这篇文章心中就已经有了答案了。

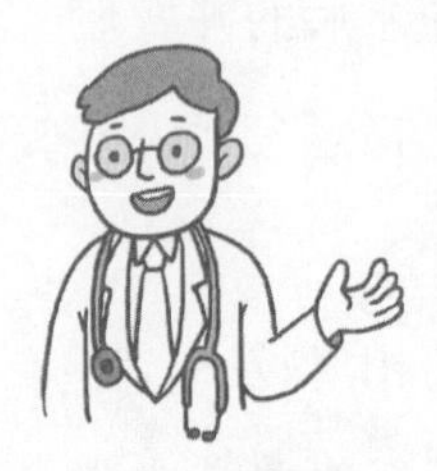

医患对话：为什么手术解决不了痔病复发

患者：那天有个朋友跟我抱怨，说他2年前做了痔疮手术，结果现在又复发了。医生，为什么痔疮做完手术还会复发，不是都切干净了吗？

医生：这个问题问得很好，可以说是患者最普遍的疑问了。要说明这个问题，主要把两个问题弄清楚就可以了。

患者：医生别急，我找一下我的本子……

医生：第一个问题，痔疮手术的目的是什么，是防止复发吗？不是的，是处理痔疮给你带来的困扰，比如反复的出血，或者频繁脱出，等等。防止痔病复发的关键在于良好的饮食、排便习惯的养成，而不在于是否切干净。

患者：哦，我懂了，就好比我饿了的时候吃东西只是解决饥饿感，但不能保证我下一餐不饿。

医生：通俗来说，你可以这样理解。第二个问题，就是人为什么会有痔，再准确地来说，应该是人为什么会得痔病、长痔疮。

患者：痔、痔疮和痔病有什么区别吗？

医生：痔是每个直立行走的人类都有的，当它因为长时间的便秘、久坐久立、过食辛辣刺激之品等因素的作用，逐渐产生便血、脱出，甚至肿痛的症状的时候，就成为痔病了，生病了的痔就是痔疮。我们处理的是痔疮，也就是生病的痔，但不是痔本身。

患者：为什么每个人都有痔，难道生下来就有的吗？

医生：可以这么说，20世纪70年代Parks和Thomson形象地把我们长痔的地方描述成一个救生圈形状的结构，它由丰富的静脉、动脉、平滑肌、有弹性的组织组成，外国人管它叫“肛垫”。它的存在对维持肛门自然状态下的关闭和肛门的各种感知功能具有至关重要的作用，换句话说，如果没有了这一圈“救生圈”，我们将失去肛门的感知和运动功能。

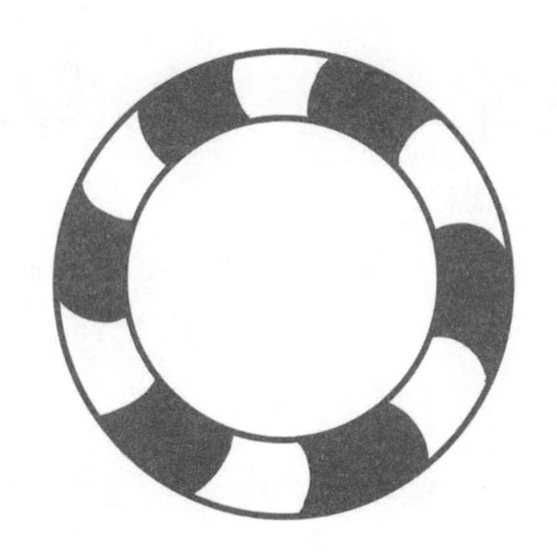

患者：这么神奇？！

医生：是的，而这个肛垫组织是伴随我们一生的重要结构，只要它还存在，痔病就有复发的可能。

患者：哦，我懂了，所以就算做手术处理了犯病的痔，那些没有发病的痔也还是有可能变成痔疮咯。

医生：对，我们要在日常生活中呵护它、爱护它，不让它从痔发展成为痔疮。

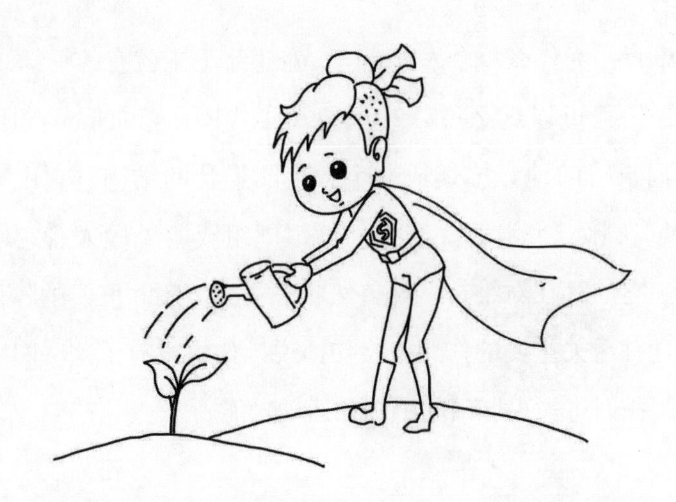

患者：我知道了，谢谢医生，我这就去告诉我朋友。

医生：嗯，这就对了。

患者：我让他把今晚的火锅自助餐取消了，保护“菊花”要紧……

医生：……

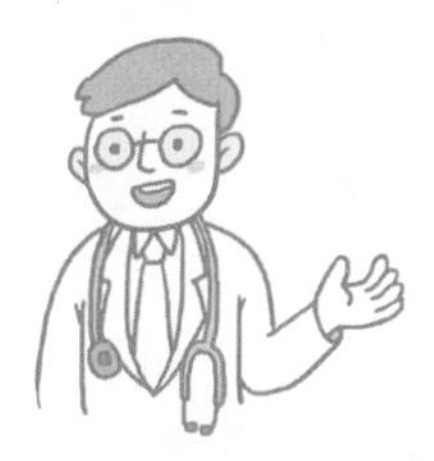

什么样的人会得肛周脓肿

肛周脓肿是指发生在肛门直肠周围间隙的急性或慢性化脓性感染，根据感染部位可以分为低位脓肿和高位脓肿，是肛肠科的常见病、多发病。肛周脓肿多见于20～40岁男性，男女发病比例为4：1。

肛周脓肿是肛肠科最常见的急症，往往需要在短时间内尽快行手术排脓治疗，否则感染一旦扩散，后果不堪设想。

一定有很多人会问，这么危险的疾病为什么如此高发？什么样的人容易得肛周脓肿？

要回答这个问题，就要从肛周脓肿的病因说起了，在这里我要跟大家分享的话题就是肛周脓肿的病因。

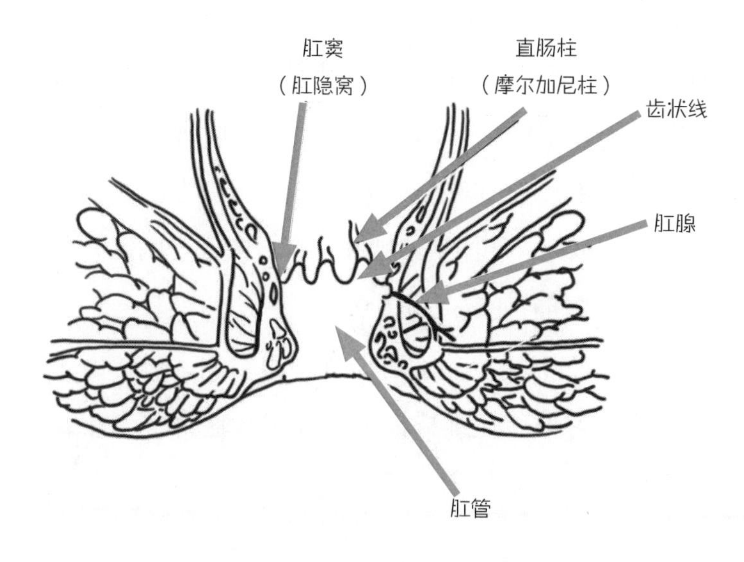

从西医的角度来说，肛周脓肿的发病原因有两大类——腺源性和非腺源性。

那么问题来了，腺源性是什么意思？

在距离我们肛门口大约2cm左右的地方每两个直肠柱中间有一个袋状的小窝，就是肛窦，也叫肛隐窝，总共有6～8个，肛窦里面有肛腺，平时用来分泌肠液，起到润滑肠道的作用。但是当肛窦被粪便堵塞或是细菌感染后，感染蔓延至肛门直肠周围间隙形成脓肿，原理跟我们长痘痘差不多。这就是来源于肛腺感染的肛周脓肿，也即腺源性的脓肿。

而所谓的非腺源性则包括一些全身性疾病比如结核病、克罗恩病、白血病或免疫力低下等等，这在临床较为少见。

说到这里，可能大家还不是太明白到底什么样的人容易患有肛周脓肿，那我就从中医学的角度再跟各位读者们解释解释。

肛周脓肿的中医名称为“肛痈”，也可叫“脏毒”。著名中医外科典籍《外科正宗》中提到：“夫脏毒者，醇酒厚味、勤劳辛苦……非药可疗，不可勉治也。”上面这句话的前半句翻译成现代的话就是：“患上肛周脓肿，往往是因为吃香的喝辣的，或是过度劳累（熬夜、应酬、久坐）。”这下应该明白了吧？

通过我们临床大量的观察，患有肛周脓肿的患者群体有这些特点：①男性多见；②体型偏肥胖；③有吸烟、喝酒、熬夜、久坐的习惯；④近期有便秘或腹泻病史。

看了上面这4条，男同胞们可能觉得很委屈，但在生活中男性的体型和生活习惯往往维持得不太理想，这也是为什么肛周脓肿好发于男性的原因。

由于现在人民生活水平大幅度提高，大家的业余生活越来越丰富、饭桌上的食物越来越美味也含有越来越多的油、盐、糖，这在提升大家幸福感的同时也无形中增加了患病的风险，对此，我们能做的就是：

（1）保持体型、拒绝肥胖。

（2）拒绝不良生活习惯，保持良好的生活作息，适量运动，早睡早起，健康饮食。

（3）养成良好的排便习惯，如发现最近较长一段时间内持续便秘或者腹泻，就要来医院找医生进行专业的诊疗。

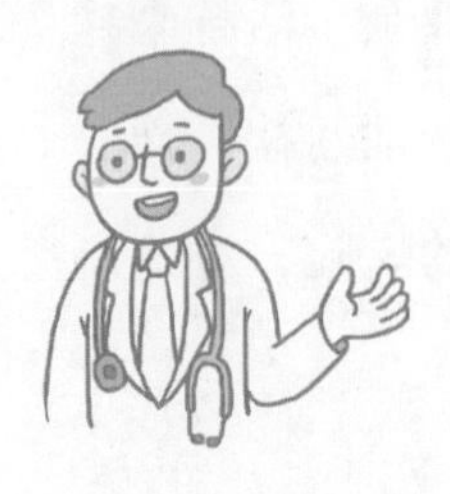

得了肛瘘好担心，不做手术行不行

“肛瘘”这个名字让人听起来就感到很可怕，不明白的人会觉得肛瘘就是“肛门漏了”，有的人在网上搜索“肛瘘”两个字还会弹出很吓人的图片。很多人害怕医院会把自己的屁股切得千疮百孔，跑去一些不正规的医院做所谓的“微创手术”，不但没有把病治好，还把病情给耽误了。

其实，肛瘘是肛门良性疾病的一种，只要及时发现、规范诊治、定期随访，完全是一个可以治愈的疾病。

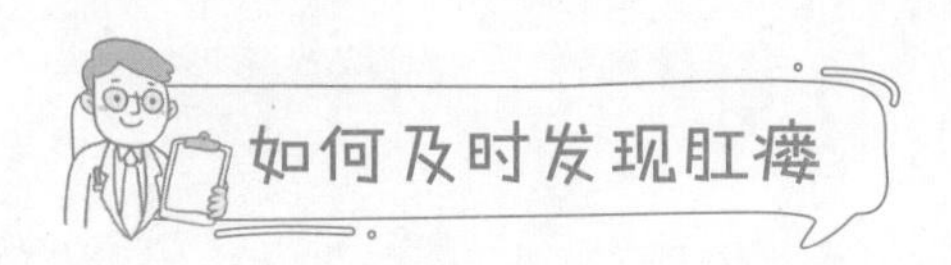

如何及时发现肛瘘

通常，肛瘘是以“肛旁皮肤的肿痛”为主要表现，患者自己可以在肛门附近摸到一个小硬结，按上去会觉得胀痛或刺痛，有时还会从硬结的地方流出一些黄色的脓性分泌物，味道也不太好闻。

如果出现上述情况，那么就极有可能是肛瘘，要赶紧来正规医院的肛肠专科就诊了。有些人会误以为是痔疮发炎，自己买一些痔疮膏涂一涂，效果往往不理想，等到来到医院的时候，病情往往又加重了许多。

什么是规范的治疗

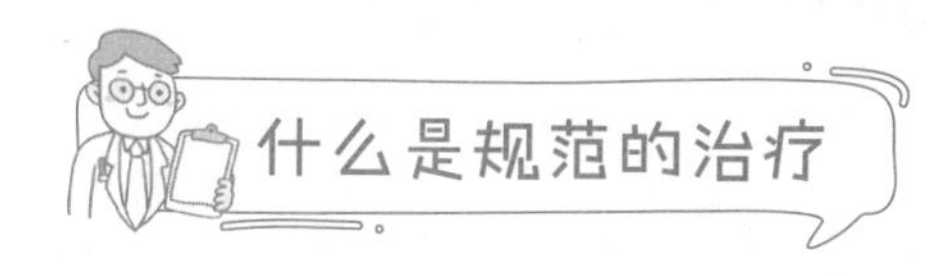

规范的治疗需要以正确的诊断作为基础。肛瘘的位置有不同，深浅有不同，甚至数量也有不同，因此肛瘘的分类也有很多种。针对不同分类的肛瘘，我们会制定不同的治疗方法，但无论是何种肛瘘，都需要通过手术治疗。即使通过积极的保守治疗和生活调理能够缓解肿痛流脓的症状，但是肛瘘的病灶始终存在，只要病灶一日不除，就有反复发作甚至范围扩大的可能，有的肛瘘甚至会发生癌变，那就得不偿失了。

做完手术，肛瘘就一定能好了吗

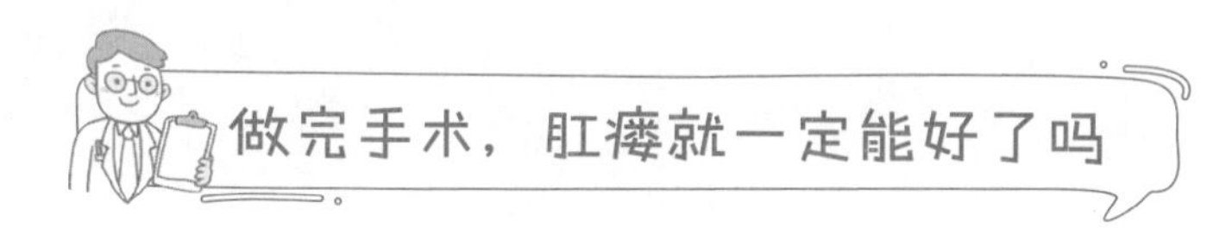

常常听有人抱怨："我肛瘘复发了，因为医生没切干净。"也曾听人叹气："反正都会复发，当初还不如不要做手术。"更有人质疑："我这么简单的肛瘘，怎么还会复发？"其实，这些观点都是不正确的，无论是文献报道还是临床案例，都反复告诉我们，肛瘘是否复发不但与肛瘘的复杂与否相关，还与患者自身的体质、发病的诱因及术后是否规范的换药治疗和复诊随访有关，而与手术的方式并无太大关系。

我曾遇到做完肛瘘手术十多年的患者，前一天晚上吃了一次海鲜，第二天就出现肛旁肿痛的情况，来医院一看，肛瘘又复发了。还有的患者，做完手术不痛了，以为病好了，也不来复诊、换药，结果几个星期之后又因为同样的问题来医院，以为是肛瘘复发，其实当初的伤口压根就没长好。

因此，还是回到最初的那句话——及时发现、规范诊治、定期随访。只要遵循这三个原则，我们就能努力将肛瘘复发的概率降到最低。

总的来说，肛瘘并没有想象中可怕，但又必须得到大家的重视。及时发现，及时就诊，既不要讳疾忌医，也不要病急乱投医，要到正规的肛肠专科就诊，接受规范的诊疗，耐心听从医生的吩咐，手术后坚持随访，纠正不健康的生活习惯（比如熬夜、过食辛辣刺激的食物、吸烟、久坐等等），让肛瘘不再打扰我们的生活。